U0225367

阅读成就思想……

Read to Achieve

极简
应用心理学 系列

End the Insomnia
Struggle
A Step-by-Step Guide to Help You
Get to Sleep and Stay Asleep

干掉失眠
让你睡个好觉的心理疗法

［美］ 科琳·恩斯特朗姆　　阿丽莎·布罗斯 ◎ 著
（Colleen Ehrnstrom）　（Alisha Brosse）

黄珏苹 ◎ 译

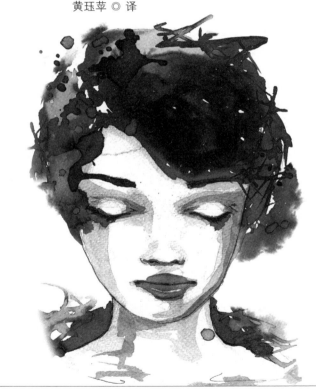

中国人民大学出版社
· 北京 ·

图书在版编目（CIP）数据

干掉失眠：让你睡个好觉的心理疗法 /（美）科琳·恩斯特朗姆，（美）阿丽莎·布罗斯著；黄珏苹译 . —北京：中国人民大学出版社，2019.4

ISBN 978-7-300-26613-8

Ⅰ．①干⋯ Ⅱ．①科⋯ ②阿⋯ ③黄⋯ Ⅲ．①失眠－防治 Ⅳ．① R749.7

中国版本图书馆 CIP 数据核字（2019）第 002954 号

干掉失眠：让你睡个好觉的心理疗法

〔美〕 科琳·恩斯特朗姆
      阿丽莎·布罗斯 著

黄珏苹 译

Gandiao Shimian: Rang Ni Shui Ge Haojiao de Xinli Liaofa

出版发行	中国人民大学出版社		
社　　址	北京中关村大街 31 号	**邮政编码**	100080
电　　话	010-62511242（总编室）	010-62511770（质管部）	
	010-82501766（邮购部）	010-62514148（门市部）	
	010-62515195（发行公司）	010-62515275（盗版举报）	
网　　址	http://www.crup.com.cn		
	http://www.ttrnet.com（人大教研网）		
经　　销	新华书店		
印　　刷	天津中印联印务有限公司		
规　　格	148mm×210mm　32 开本	**版　次**	2019 年 4 月第 1 版
印　　张	8　插页 1	**印　次**	2019 年 4 月第 1 次印刷
字　　数	180 000	**定　价**	69.00 元

版权所有　　　侵权必究　　　印装差错　　　负责调换

你是不是入睡困难或睡得不踏实，或者睡了一晚上，早晨起来也不觉得神清气爽？不只你有这样的问题。失眠是很多人都有的问题，三分之一的人有过失眠的经历，大约每十个成年人中就有一个长期失眠，并且情况严重。

你也不是唯一一个因为失眠而付出代价的人。你是不是在白天也觉得精疲力竭？你是不是变得动作缓慢，完成的事情也减少了？你是不是变得记性不好或无法集中注意力？你是不是担心别人看出你有点不对劲？你是不是放弃了一些活动，无论是因为你太累了还是因为担心活动会让你更难入睡？失眠也许让你比休息好时更暴躁易怒，也许让你特别担心今天晚上会睡得怎么样，并且很早就开始为此焦虑起来。失眠不仅关系到晚上的睡眠质量，还关系到白天的精神状态。

几乎每个人都有偶尔睡不好的时候，但如果失眠成了家常便饭，那你可能就会采取一些应对举措（比如在床上躺的时间越来越长）。你还会非常担心睡眠，总想着晚上会睡得怎么样

（暗示自己，今晚我必须睡觉），或者总想着睡不好的后果（明天一定会很惨）。这些行为和想法都是很自然的反应，但它们会加重失眠，干扰身体自我纠正的能力。认知行为疗法能够干预这些影响睡眠的想法和行为，帮助人们摆脱不良的方式，让身体和大脑再次记住如何进入睡眠。

几十年的研究显示用认知行为疗法进行六次失眠治疗后，其产生的效果就像安眠药一样好。治疗一年后，被试认为认知行为疗法的效果优于药物。不幸的是，很多群体没有足够的专业人士接受训练，以提供高质量的认知行为治疗，而且有些人也支付不起治疗六次的费用。不过幸好有很多这方面的书，你可以借助它们进行标准的认知行为失眠疗法。这些书对成千上万的失眠者来说，是非常宝贵的资源。

有效关键点

那么为什么要再写一本关于失眠的书呢？大约 10 年前，一位专门研究安眠药的精神病学家找到我们。他非常需要像我们这样的认知行为临床心理学家开始用认知行为疗法治疗失眠。于是我们全力以赴，并兴奋地发现这种疗法对很多人都很有效。从很大程度上来看，这是一项令人愉快的工作，因为用认知行为疗法干预失眠让很多来访者短时间内就获得了改善。

我们也遇到过很多人说他们已经尝试过用认知行为疗法来治疗失眠，比如运用相关的自助类图书或从医生那里获得很基础的指导，但是效果不好。我们逐渐认识到用认知行为疗法治疗失眠对两类人无效。第一类人是没有完成全部治疗的人。有些人没有看到立竿见影的效果就对此失望了，于是放弃了这种疗法。第二类人则过于焦虑，没办法彻底地执行干预计划，尽管他们通常认为自己已经按要求做了。第二类人非常希望治疗对他们有效，他们就像参加训练的新兵一样，严格遵守所有的规则。尽管他们有强烈的意愿，也付出了巨大的努力，但他们的睡眠并没有得到改善，并且因他们的生活重心完全放在了睡眠上，这也增加了他们的挫败感。

我们发现用认知行为疗法治疗失眠中存在着一个有效关键点。为了取得成效，你需要：

- 严格要求自己，完全按要求进行治疗。它需要过一段时间才能显现出效果。
- 但是不要严格到让自己感到很焦虑的程度，不要根据自己独特的情况来调整治疗。

我们会教人们如何达到有效关键点。我们融合了传统的认知行为疗法和部分接纳与承诺疗法。添加接纳与承诺疗法有助于提升很多来访者充分执行认知行为疗法的意愿、克服最初的不适、坚持认真治疗，最终充分获得认知行为疗法的益处。在整本书中，我们会一直强调"意愿"和"承诺"。接纳与承诺疗法还提供了额外的治疗工具，比如正念和认知解离（第 12 章）。最后，接纳与承诺疗法的重点在接纳（第 3 章）上，它帮助我们的来访者减轻了失眠和失眠的后果对他们的精神折磨，改变了他们和睡眠的关系。

你看，你和睡眠的关系真的很重要。你试图控制它，结果到头来是它在控制你。不幸的是，一些人认为认知行为疗法和其他睡眠策略也是控制睡眠的工具。我们的建议是，把我们的所有建议看作促进睡眠的策略，而不是要去控制睡眠。这其中的差异看起来很细微，但这种观点的改变会带来深远的影响。

谁会从本书中获益

认知行为疗法同接纳与承诺疗法的混合疗法的帮助对象是失眠者。这里的失眠是指入睡困难，或者睡觉过程中容易醒，或者是睡醒后并没有恢复精神，对白天的活动产生消极影响，比如疲劳或精力不集中。如果你是因为睡眠时间不足造成了睡眠剥夺，那么这本书对你没什么帮助。

如果你有充足的高质量睡眠，只是和别人的睡眠时间不同步（比如你从晚上 7:00 睡到凌晨 3:00，或者从凌晨 3:00 睡到中午 11:00），那你的问题是昼夜节律紊乱。很多昼夜节律紊乱的人同时还失眠，那么这本书对他们也有帮助。不过只有附录 1 是直接针对改变生物钟的。我们不会专门解决由时差、倒班造成的昼夜节律紊乱的问题。

很多患有睡眠呼吸暂停、睡眠周期性肢体抽动和不安腿综合征等疾病的人也有失眠问题，我们的书对他们也有帮助。不过这些疾病需要医生的医治，我们建议你在开始该疗法前，先接受医生的治疗（详见第1章）。

如果你患有双相障碍或癫痫等疾病，我们强烈建议你在专业人士的指导和密切监督下使用本书。这些专业人士应该受过认知行为失眠疗法的培训，具有针对你的病情的工作经验。用认知行为疗法治疗睡眠一开始会导致更少的休息或睡眠，这会使存在这类问题的人更容易癫痫发作或情绪不稳，在适当的监督下，他们也可以从本书的疗法中获益。

如何使用本书

本书的内容并不是适用所有人的万能良方。它的目的是基于你独特的心理、环境和生活方式，帮助你找到有可能对你有效的方法。与某些用认知行为疗法治疗失眠的治疗师不同，我们不认为所有人都需要这种疗法的每个组成部分。我们会根据对每个来访者所做的评估，来调整采用的组成部分或策略的顺序。

为了帮助你挑选出最适合你的睡眠问题的部分，我们在本书中会广泛用到随书的《睡眠管理日志》和其他评估方法（第1章）。因此我们强烈建议你阅读下一章，并开始记录你的睡眠数据，然后再继续阅读后面的章节。有效的治疗始于全面的评估。此外，用认知行为疗法治疗失眠依赖于不断的信息收集，这将有助于你找到适当的节奏和方向。

　　你可以一边用《睡眠管理日志》中的表格来收集睡眠数据，一边完成第 1 章中的其他评估。你可以在第 2 章和第 3 章中了解睡眠以及导致长期失眠的原因，并在第 4 章中开始处理你和睡眠的关系。有了从《睡眠管理日志》中获得的信息后，我们会帮助你用第 6 章到第 12 章中列出的策略形成个性化的治疗计划，这将是最适合你的计划。你不必阅读所有这些章节。我们会引导你去阅读和你的个性化治疗计划相关的章节。我们的目标是帮助你获得个性化的治疗。我们会对治疗计划的每一个部分都进行大量"排查"，帮助你考虑到特殊的情况和潜在的障碍。

　　在第 13 章中，我们会让你重新评估你的睡眠，如果还没达到你的理想状态，我们会为你提供进一步的建议。在 14 章中，我们通过预测未来可能破坏睡眠的事物，为你提供保护，帮助你一直保持良好的睡眠。

　　最后一部分的主题可能与你有关，也可能与你无关。我们会探讨昼夜节律问题（附录 1）以及与更年期有关的失眠（附录 2），因为我们在治疗失眠时常常会遇到这些问题。

　　只是阅读这本书不会让你的睡眠得到改善。阅读本身无法使你精通任何技能（编织、木工、滑雪、高尔夫、游泳、烹饪，等等）。你必须要有直接的体验和练习。花些时间实践这本书中的内容，包括回答我们提出的评估问题、收集几周的睡眠数据、完成第 5 章的练习、制订个性化的治疗计划、认真阅读和你所选的策略相关的章节、完成有助于你获得个性化策略的工作表。作为来访者，你要知道有一种情况是，你前进得越慢，你却能越快实现目标。

我们知道失眠有多痛苦，为此付出的代价有多大。让我们感到乐观的是，通过将认知行为疗法、接纳与承诺疗法整合而成的个性化方法，我们可以帮助你设计并实施治疗计划，使你睡得更香，并更好地享受生活。

目 录

Part1

你为什么会失眠

第 1 章

让数据助你了解你的睡眠

如果你读过其他有关失眠的书，或者和医生探讨过睡眠问题，那你很可能得到过一些治疗建议，比如限制咖啡因和酒精的摄入，在睡觉前进行放松练习，只在卧室里睡觉和做爱，等等。你会发现这些建议很难实施（喝多少咖啡没事？哪怕这有助于入睡就真的应该放弃在床上阅读吗？）。既然你非常想睡好觉，那你就应该把注意力放在按正确的方式睡觉上。

像指南针一样有效

当被问到"我是不是应该放弃小睡""半夜醒来，我应该继续躺在床上，还是应该起来做点什么"等问题时，我们常常回答说："这要视情况而定。"没有唯一正确的答案，也没有错误的做法。我们会基于对睡眠生理机能的了解提出合理的猜测，在整本书里我们都会这样做。一般来说，这些建议会很有用，

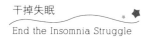
但每个人都是独一无二的。你现在的健康状况、生活压力、活动、习惯和六个月后的不会完全一样。

所以当为你的睡眠提出建议时，我们只能提供一些行之有效的做法，而不能说出适用于每个人的准则。不过，这些做法可以是长期有效的策略，而不是只适用于今天。短期有效的策略，比如白天的小睡，往往会延长你的失眠时间（详见第2章）。

我们用"有效的"这个词来表达长期发挥作用的意思。你会注意到我们在这本书中大量使用了这个词。我们会帮助你用有效性这个指南针来指导你的治疗计划。

但是你怎么知道什么方法真的对你有效？我们的口号是——收集数据。这也是本章的主题。数据能帮助你选择最适合你的睡眠问题的治疗方案，这会比万能的治疗策略效果更好，起效也更快。数据还有助于你监控治疗计划的影响，保持你的积极性，指引治疗的节奏和方向。

睡眠数据收集

对这种治疗方法来说，睡眠数据收集表是最重要的收集数据的工具。它会帮助你识别你的睡眠模式，追踪治疗的影响。在第5章中，我们会指导你设计你的治疗计划。在这之前，你最好从现在开始，先收集10到14天的数据。睡眠数据收集表（见随书的《睡眠管理日志》）是经我们设计并多年调整过的表格，其中包含详细的记录指导。除此之外，我们还提供了一个已经完成的睡眠数据收集表，你可以借鉴学习一下。在这里，我们想提醒你注意，我们提供的记录指导是非常详细的，你最好仔细阅读，因为具体而准确的睡眠数据会让你受益匪浅。

常见问题（及解答）或常见障碍（及解决方法）

躺在床上后我就不想看表了。我担心这会让我更焦虑。

我们赞同看表没什么用。尽你所能地填写睡眠数据收集表，不用太在意你的记录是否完全准确。例如，如果你大概在午夜12:00入睡，在凌晨3:00醒来，并且中间短暂地醒过两次，那你就可以在午夜12:00和凌晨3:00之间大致画两条竖线，即使你不知道醒来的准确时间。知道你晚上醒了两次比知道醒来的时间是准确的1:12和2:38更重要。

不过，失眠的人容易低估他们的睡眠量。这意味着他们会高估入睡所用的时间，或者半夜醒着的时间。因此，你也许想得到更准确的数据。

如果当你醒得太早时，你不想看表，那你可以准备一个秒表。在你醒来的时候按下开始键，在最终起床的时候，按下停止键，看看过了多长时间。如果你早晨7:00起床，秒表显示走了2小时15分钟，那么你之前醒来的时间就是凌晨4:45。如果你一晚上要醒好几次，那你可以试一试我们的一位来访者的做法：每次醒来的时候他就按下智能手机的"备忘"键，早晨他可以看到创建的所有备忘的时间戳。

一个更简单的做法是看一眼钟表。当你是为了治疗，而不是担心自己到底什么时候能睡着时，你会发现这样做几乎不会引起焦虑。

灵活地做这件事。如果查看钟表让你担心，那你就可以尝试另外两种方法。有几个晚上通过猜测时间来完成日志，有一两个晚上在日志上记录准确的时间。以此感受一下哪种方法更有用。记录准确的时间是否让你更焦虑或更警醒？如果是，你愿意有几个晚上稍微焦虑一点吗？或者你是否认为这样做会导致损失比潜在的收获更大？

我忘了。

试着把记睡眠数据收集表和每天早上、晚上要做的其他事情放到一起做。例如，如果你每天早上和晚上都会用洗手间，你可以在洗手间的镜子上贴张便签，提醒你记睡眠数据收集表。如果你要在每天晚上服用药物或补充剂，每天早上喝咖啡，那你可以把睡眠数据收集表或提醒物和药、咖啡杯放在一起。

把你的睡眠数据收集表放在看得见的地方，比如床头柜上。把钢笔或铅笔和它放在一起。有人喜欢把睡眠数据收集表夹在写字板上，这样比较容易在一堆杂物中找到它，而且比较容易往上写字。

你还可以在手表或手机上设置闹钟，或者在电脑上设置弹出提醒。

挑选你在早上和夜晚最有可能第一个看到或听到的东西，用它提醒你记睡眠数据收集表。

我漏记了几天睡眠数据收集表，是否应该把遗漏的数据填上？

一般来说，我们认为没有数据好过不准确的数据。如果你遗漏了几天，那就补填上让你最放心的准确性数据。例如，如果你使用药盒，而且每天总是在闹钟的同一时间响起的时候服药，那你就可以很确定地填上什么时间服用了什么药。或者如果你在日历上标明了锻炼计划，并总能按计划进行锻炼，那你也可以把这个相应的信息填上。回忆几天前的疲劳状况可能有点难，所以你可以先把那一项空着。总而言之，就是尽你所能地填写睡眠数据收集表，拿不准的地方就空着。毕竟有时候我们的记忆相当不可靠！

是不是可以一天记一次日志，而不是两次？

大多数人发现如果只在晚上记日志，他们会记不清前一天晚上的睡眠情况。所以我们给大多数人的建议是，醒来后马上记录前一天晚上的睡眠情况，晚上记录白天的疲劳情况和行为。如果你觉得早晨你可以轻松地记起前一天白天和晚上需要记录的所有信息，你也可以只在早晨记日志。

我没时间。

在记了几天日志后，你会发现它可能只需要花费你每天晚上和早上一两分钟的时间。想一想收集睡眠数据是多么重要，而失眠已经让你付出了多大代价，因此，我们希望你也能意识到，为了治疗失眠，每天投入不到 5 分钟是值得的。

我在使用手机运动 App 或可穿戴健身设备，它们可以记录我的睡眠模式。我还有必要记睡眠日志吗？

我们强烈建议你用纸笔记录我们在本书中介绍的睡眠数据。首先，用来记录睡眠的不同设备会得出不同的结果。我们不知道哪种设备或应用最准确。其次，来访者使用的一些 App 并不能提供指导治疗所需的所有数据。最后，我们提供的表格可以看到你这一周的情况，睡眠数据、服用的药物或其他行为（比如喝酒、喝咖啡）被并排放在一起，只有这样，一些具体的相关模式才会显现出来。

除了睡眠，我应该记录我服用的药物吗？

是的，我们建议你记录所有药物和补充剂，无论是处方药还是非处方药。你会发现每天服用让人活跃的药物的时间太晚了（比如抗抑郁剂安非他酮，或者解充血药，比如假麻黄碱）；或者你在早上服用的药物（比如控制血压的药）会让你感到疲劳，让你以为晚上睡得不够。你应该咨询医生或药剂师，更好地了解药物或补充剂对你的睡眠或疲劳感的影响。

我的总睡眠时间里应该包括什么？

总睡眠时间包括晚上的所有睡眠时间，包括断断续续的睡眠，包括在床以外的其他地方睡的觉，但是不包括白天的小睡。这意味着把用直线或波浪线标记的晚上的所有睡眠都要算上。

为什么要把断断续续的睡眠也算到总睡眠时间里？这不会显得比实际睡眠的时间多吗？

没错，是否应该把断断续续的睡眠算上一直是个问题。我们通常把它算在总睡眠时间里，因为研究显示，失眠的人通常会低估他们的睡眠时间。另外，尽管听起来很奇怪，但即使你的部分大脑依然活跃着，能够感知到时间的流逝，但从理论上讲，你其实是在睡觉。

如果你担心把断断续续的睡眠算上会让睡眠日志不准确，那你可以记录两种数据。一种记录包括断断续续的睡眠的总睡眠时间，另一种只记录睡得比较踏实的睡眠时间。然后计算两周的平均数——一周包含所有睡眠，一周只包含熟睡，计算出各自的总睡眠时间和睡眠效率。一段时间后你会判断出哪种测量方法更有用或更有意义。

为什么要记录我躺在床上的所有时间，但只算我躺在床上试图睡觉的小时数？

当看到后文中我们解释刺激控制疗法和睡眠限制疗法背后的原理时，你就会明白醒着在床上躺太长时间会助长失眠。了解你在床上躺了多久很有帮助。但是在计算睡眠效率时，更有

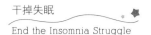

用的数据是你躺在床上试图睡着的时间。睡眠效率的数据能为你的行为治疗计划提供指引。

看到自己睡得这么糟糕会让人痛苦。查看数据让我紧张。

不幸的是，无论是睡眠数据还是治疗计划，有时会让人不舒服或痛苦。我们希望有更简单、更舒服但同样有效的方法来帮助失眠者改善睡眠，但是没有。痛苦可能是短期的，而收益是长期的。我们希望认识到这一点能对你有帮助。

我就是不想做！

这是你的选择。你可以选择不记录你的睡眠，你可以不做我们建议的任何事。这样只会维持现状。你之所以读这本书，是因为你想做出一些改变。这始于做一些不同的事情，即使在你不想做的时候。好消息是对于做不想做的事情，你可能有很多经验，比如交税。

你的内心告诉你，不要做或我不想做，但无论如何你能做。试一试这个练习，说三遍"我不想点头"，第二次的时候，虽然在说不想点头，但你要开始点头。我们知道这很傻，但请试一试。你在想什么：即使不想做，但你是否能坚持记睡眠数据？

你愿意开始记睡眠数据吗

如果答案是"愿意"，我们建议你做一些准备工作。想好把收集表放在什么地方，把钢笔或铅笔和它放在一起。设置你认为有必要的提醒物。让我们开始吧！然后继续完成本章的其他评估。

如果你的回答是"不愿意"，那么认真想一想原因。你担心什么，害怕什么或有什么障碍？你是否能解决或克服这些问题。如果不能（这样你会依然不愿意记睡眠数据），请现在跳到第 4 章。看一看关于接纳和意愿的探讨能否让你愿意记睡眠数据，哪怕只记一周。你不必长期从事任何事。你可以收集一些关于什么是收集数据的数据。

如果你依然不愿意记睡眠数据，那你可以运用第三部分中的技巧来处理这个问题，你会从中受益。

你也许在疑惑，如果不完成睡眠数据收集，你还能继续使用本书吗？因为我们这么强调睡眠数据的重要性。一方面，我们不希望只因为你不愿记录睡眠情况就失去你。另一方面，你在睡眠数据收集表中收集的数据对选择治疗的组成部分很有帮助，这样的治疗具有针对性，而不是很空泛的。我们发现睡眠日志是很有用的工具，对 98% 我们帮助过的人有益，我们希望你也受益。

你是否应该监控一整夜的睡眠

就像我们在前言中提到的，这本书的目的是帮助失眠者。你也许认为自己失眠，但其实有其他睡眠问题，比如睡眠呼吸暂停、不安腿综合征或睡眠周期性肢体抽动。如果存在这些问

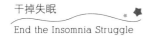
题，你需要找医生进行诊断和治疗。如果你没有对整晚的睡眠进行过测试，或者最近没有做过测试，阅读这个部分有助于你决定是否需要先找医生看看。

患有睡眠呼吸暂停、不安腿综合征或周期性肢体抽动的第一个特征是白天特别困，困到你觉得马上就能睡着——你打哈欠，眼皮发沉，或者想打盹儿。这不同于疲劳或精疲力竭的感觉。我们的很多来访者说他们很累，但不困。事实上，他们希望能感到困。

为了判断你白天是否困，你可以问自己你在不同场合，比如乘车时，听演讲时，看书时，看电影时或在家休息时，睡着的可能性有多大。如果你在几个场合中都很可能睡着，那你是真困。

如果你晚上没睡好，白天当然会很困。问题在于你糟糕的睡眠和白天的困倦是失眠造成的，还是由伪装成失眠的其他疾病造成的。这里有一些问题，我们用来筛查来访者是否患有睡眠呼吸暂停、不安腿综合征和周期性肢体抽动。花点时间回答下面这些问题。

睡眠呼吸暂停

你是否经常打呼噜（超过一周三次）？ 是 否

如果是，你的呼噜声是否很响，甚至能吵醒别人？ 是 否

你是否会打呼噜打醒？ 是 否

你是否注意到你会醒来大口喘气？	是	否
和你一起睡觉的人是否发现你睡觉时会停止呼吸或大口喘气？	是	否
你是否一晚上会醒好几次？	是	否
你是否经常热醒，其实室温并不高？	是	否
你是否超重？	是	否
你的血亲中是否有人患睡眠呼吸暂停？	是	否

我们在睡觉的时候都会发生短暂的呼吸暂停，但大多数人的暂停很短暂，也不经常发生。患有睡眠呼吸暂停的人会停止呼吸几秒钟到几分钟，一个小时暂停很多次。大多数人不知道自己的呼吸暂停了，即使他们因为呼吸暂停而醒来。他们的感觉是睡得不踏实，或者一晚上醒好几次，或者他们认为睡得挺好，就是早上起床时觉得不解乏。患有睡眠呼吸暂停的人白天常常会觉得非常困。

如果你白天觉得困，对以上若干问题的回答是"是"，那我们强烈建议你咨询这方面的专家。他或她会提出很多相同的问题，还会给你做检查，判断你是否需要做整晚的睡眠测试。在睡眠实验室或在你家里，用一种便携式设备进行整晚的睡眠测试。如果你确实患有睡眠呼吸暂停，那一定要接受治疗。医生会提供最适合你的治疗方法（例如持续正压通气设备、牙科设备，如果你只在平躺时发生呼吸暂停，可以使用定位装置）。很多患有睡眠呼吸暂停的人同时也失眠。治好了睡眠呼吸暂停后，如果你依然睡眠不佳，那我们希望你能回来看看这本书。

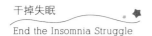

不安腿综合征

在试图放松或睡觉时，你是否总想动一动身体？　　　　　是　　否

在有无法克制的翻动身体的冲动时，动一动是否会缓解不适感
或奇怪的感觉（比如疼痛、肌肉疼或虫爬感）？　　　　　是　　否

这种冲动是否在晚上最强烈，在早上最轻微？　　　　　是　　否

　　不安腿综合征让你有无法克制的动动身体的冲动，尤其是在想休息或睡觉的时候。这种冲动在晚上最强烈，在早晨最轻微，最常见的是动腿的冲动。动一动常常会缓解不适感。如果你对以上问题的回答是"是"，你应该看医生，排除导致不安腿综合征的其他原因，比如缺乏维生素。有些人改善了缺铁的情况后，症状会完全消失。如果你患有不安腿综合征，药物能缓解你的症状。

睡眠中周期性肢体抽动

当你睡醒时，被子是否乱七八糟或者缠在你身上？　　　　是　　否

和你一起睡觉的人是否抱怨过你踢他或她？　　　　　　是　　否

　　睡眠中周期性肢体抽动指的是身体不自觉地反复抽动，尤其是下肢。你可能认为这些抽动是短暂的肌肉痉挛，或者脚的反射运动。大多数人甚至不知道自己睡觉时抽动。睡眠中周期性肢体抽动大约每20到40秒发生一次。它们让你睡不安生，破坏睡眠质量，导致白天非常困。整晚的睡眠测试可以诊断出周期性肢体抽动症。有些药物会导致这种病，也可以用药物来治疗这种病。

如果你白天很困，怀疑自己患有睡眠呼吸暂停、不安腿综合征或周期性肢体抽动症，请去看医生。如果你很困，但对以上关于三种疾病的问题，你的回答是"否"，那导致白天困倦的原因可能是失眠。可以尝试用本书中的方法来治疗失眠。如果这种治疗对你无效，或者虽然它能帮助你睡得更久，但白天依然觉得很困，那你应该考虑再做一次睡眠测试了。

你是否昼夜节律紊乱

在下一章中，你会了解到生物钟（昼夜节律）和外部时钟之间的关系，以及我们的身体如何保持这两种时钟的一致，使我们晚上睡觉，白天清醒。即使生物钟符合传统方式的人，个体之间也存在着差异：你可能是夜猫子，或者是早起的鸟，或者介于两者之间。极品夜猫子被称为睡眠时相推迟综合征（delayed sleep-phase syndrome）。极品早起的鸟被称为睡眠时相提前综合征（advanced sleep phase syndrome）。在这两种情况中，生物钟与外部时钟是不一致的：你的睡眠质量不错，睡眠时间也够，只是睡觉的时间与环境、与文化规范不同步。例如，患有睡眠时相推迟综合征的人会从凌晨 3:00 睡到上午 11:00。但是如果他们被要求必须早晨 7:00 起床，为了获得足够的睡眠，他们很可能比凌晨 3:00 早很多上床睡觉，尽管他们的身体还没准备睡觉。他们可能很难入睡，这并不令人奇怪。这种情况常被误会为失眠（入睡困难）。

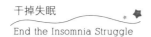

与之类似，患有睡眠时相提前综合征的人适合晚上 8:00 睡觉，凌晨 4:00 起床。假设生活或社会规范要求他们熬夜，由于他们的身体会在凌晨 4:00 醒来，所以即使睡得很晚，他们到那个时间也会醒。这常被误会为"终期失眠"（醒得太早，无法再入睡）。想一想你自己的生物钟。回答以下问题，想一想你休假时的情况，或者你可以自己制定时间表时的情况，以及你在一天中什么时候头脑最机敏。

如果世界围绕你的时间表转，你想睡的时候就睡，什么事情都不耽误，那么你的身体最想睡觉的时间是几点（注明上午还是晚上）？

上床睡觉的时间＿＿＿＿＿＿＿　　睡醒的时间＿＿＿＿＿＿＿

如果你每天都可以按照这个时间表来生活，你认为你是否会：

获得足够的睡眠？　　　　　　　　　　　　　　　是　　否

获得高质量的睡眠？　　　　　　　　　　　　　　是　　否

醒来觉得精力充沛？　　　　　　　　　　　　　　是　　否

醒着的时候头脑机敏？　　　　　　　　　　　　　是　　否

如果你理想的睡觉时间是晚上 9:00 之前或凌晨 1:00 之后，而且你对以上四个问题的回答是"是"，那你可能存在昼夜节律紊乱的问题。一些被诊断患有这些障碍之一的人会决定改变生活方式，以适应他们身体自然的节律。而有些人则尝试改变他们自己的节律，以便和外部时钟、和周围人保持同步。我们将在附录 1 中探讨改变时相的方法。由于很多存在昼夜节律问题的人同时也患有失眠症，所以阅读本书后面的内容对你也会有帮助。

失眠的代价是什么

如果你失眠，那失眠一定让你付出了一些代价，我们称这些代价为"给白天造成的消极结果"。我们相信你肯定感受到一些消极结果，否则你就不会浪费时间看这本书了。我们希望你暂停一下，做个评估（见《睡眠管理日志》）。当你读到本书第13章的时候，我们会让你再做一遍这个评估，了解什么改变了、什么没变，这可以为你接下来的步骤提供指引。糟糕的睡眠对你的白天有什么影响？发生得有多频繁？引起的困扰或损害有多大？你是否让生活围着睡眠转，使自己为了睡觉而生活，而不是为了生活而睡觉？

● ● ● ● ● ○ ○

总之，如果你失眠（入睡困难，无法保持睡眠或睡觉不解乏），并且它已经干扰了你的正常生活，或者影响了你的生活质量，而你又没有患睡眠呼吸暂停、不安腿综合征、周期性肢体抽动症或昼夜节律紊乱的迹象，那么在读接下来的两章期间，继续用睡眠日志收集数据。我们会在第5章中帮你解读你的睡眠日志数据。

如果你有患睡眠呼吸暂停、不安腿综合征、周期性肢体抽动症或昼夜节律紊乱的迹象，那你接下来该做的就是找到专业认证的医生做评估。如果你认为自己昼夜节律紊乱，那么跳到附录1。即使你患有其他睡眠障碍并得到了很好的治疗，你可能会发现你同时也失眠，可以用本书提供的计划进行治疗。

第 2 章

为什么好睡眠如此重要

我们生活在科罗拉多州，这里有世界级的滑雪胜地。在本章，我们就用滑雪的基础知识来讲解睡眠的原理。这听起来好像跑题了，但学习滑雪，尤其是学习离开滑雪道、在树林里滑雪，能让你对睡眠有更多的了解。当人们学习在这种地形上滑雪时，他们会担心撞到树或其他障碍物。因此滑雪新手会特别注意树木，以防撞上。他们会小心翼翼地向下滑行。

有经验的滑雪者知道，要想滑得好，就需要把注意力放到树与树之间的位置上。你的视线决定了你的身体会去哪儿。你的注意力需要从你害怕的东西转向你想去的地方。有趣的是，即使滑雪者知道应该看着树之间，他们依然会盯着树。不时刻注意着这些可能造成重大伤害的障碍物似乎不符合我们的直觉。只有经过一段时间的反复练习，滑雪者才能把注意力集中到树与树之间的空间上，使树成为背景的一部分。把注意力放到这

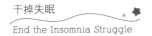

些开阔空间上会让你更自在、更顺畅地滑下山，因为这样你就是在引导着身体走向你想去的地方，而不是在躲避你不想去的地方。这需要你愿意相信乍看起来不合理的过程。当范式的改变发生时，顿悟时刻就会出现。接下来，你的信心、能力和乐趣都会增加。

睡眠的范式也是如此。睡不好的人自然会特别关注有可能出问题的地方，会注意每个弯道的危险性。然而这种警觉会让睡觉变得更加困难，就像盯着树会让你更有可能撞上它。学习如何改善睡眠包括把你的注意力从纠正或避免当下的睡眠问题（树）转向促进和优化健康的睡眠（开阔的空间）。把注意力集中在健康睡眠的要素上会让你更自在，助你和睡眠和平相处，使你愿意相信这个过程。当人们注意的东西发生改变时，通常顿悟时刻也会出现，随之我们对睡觉的信心会增加，会睡得更好。

在本章中，我们将探讨"开阔空间"，也就是当睡得好时，睡眠是怎样运转的。记住，了解你想实现的目标（拥有健康的睡眠）有助于你实现它。

睡眠的生理机能

你的睡眠模式是由很多复杂而令人敬畏的身体、心理过程组成的。我们不会在本书中探讨所有这些过程，只会重点探讨和睡眠计划最相关的部分，其中两个主要的作用因素是睡眠欲望和内在的生物钟。

睡眠欲望

睡眠欲望是个人的睡眠追踪器。它之所以是一种欲望，是因为睡眠对生存至关重要——为了活着，身体具有内在的睡眠欲望。它追踪你清醒的时间长度和睡着的时间长度。当你醒着时，你的睡眠欲望会提升；当你睡觉时，压力阀门被打开，睡眠欲望会下降。如果睡眠欲望很高，身体会提供暗示，告诉你上床睡觉很重要。

内在的生物钟

内在的生物钟帮你适应日夜的循环。生物钟也被称为昼夜节律，负责为你安排睡觉的时间，它存在你的大脑里。生物钟通过影响内分泌系统、神经系统和人体核心体温来影响睡眠和清醒。

内分泌系统管理着激素。对睡眠最重要的激素有褪黑素和皮质醇。神经系统负责告诉你的大脑如何对环境做出反应，包括什么时候机警、什么时候放松。大脑可以记录的人体核心温度有十分之一度的微小上升。体温的波动会影响你的活力和专注力。

当一切运转正常时，在生物钟的调节下，皮质醇和褪黑素的分泌、神经系统的唤醒、核心体温都会规律地波动。你对此的感受是，在一天中的某些时候会比较有活力和专注力，这些时间相对固定。例如你注意到在上午九十点钟和在晚上六七点钟时，你的头脑很灵敏，注意力很集中，而下午四五点钟时比较没精神。

生物钟的周期比一天的 24 小时长一点。"昼夜"（circadian）的字面意思是"大约一天"。值得注意的是，人类的大脑能够校准这两种时钟，其中环境的支持很重要。我们对此的了解来自20 世纪 60 年代中期欧洲的一个著名实验。让具有健康的生物钟的人在没有窗户的房间里待很长一段时间，他们的生物钟会被搞糊涂。他们不再拥有 24 小时的睡觉-清醒的节律。这证明光线是保持节律的自然调节器，具有非常重要的作用。夜幕降临会促使我们睡觉，天色变亮会促使我们醒来。

在应对环境改变时，生物钟的稳定性存在着差异。有些人很容易适应外界时钟的改变，比如夏令时或跨时区的旅行。不规律的睡眠或饮食安排不会让生物钟很稳定的人感到苦恼。但有些人很难适应外部时钟的改变，当脱离规律的常规安排时，他们会觉得失去了平衡。

双波模型

了解睡眠欲望和生物钟之间的关系对理解睡眠的原理很重要，对理解失眠也很有帮助。睡眠欲望和生物钟是两个独立的生物学过程，但它们必须同步、互补地共同发挥作用，才能形成你的睡眠和清醒模式。

我们可以用饭和食物的比喻来帮助理解这种关系。在很多
文化中，进食规律通常是一日三餐，即分别在早晨、中午和晚
上吃饭。如果你的食欲是与之协调的，那到了吃饭的时间，你
的身体会产生吃的欲望。它会给你提供一些暗示，比如产生饥
饿感。但如果你的食欲与之不协调，或许因为你吃了一顿大餐
或吃了太多零食，那么到了该吃饭的时间，你的身体不会产生
吃的欲望。你的身体和吃饭的时间点、饭量越协调一致，你的
食欲就会越与之相称。正是这种同步过程使你不用看表就知道
到吃饭的时间了。它还能使你准确地预测出应该做多少饭，让
你吃完饭后既不会太饿也不会太饱。

生物钟和睡眠欲望的运转方式非常类似于吃饭时间和食欲。
在我们的文化中，清醒和睡眠各有明确的周期。当生物钟和睡
眠欲望同步时，身体会在适当的时间产生睡觉的欲望。它会提
供睡觉的线索，比如困倦。如果几个月来你都是晚上 10:00 睡
觉，早晨 6:00 起床，那么身体就会在每晚 10:00 准备好睡觉。
这是一个同步过程，你每天计划在大致相同的时间睡觉，你也
拥有这样做所需的资源。如果生物钟或睡眠欲望出现异常，比
如你前几天没睡好，或者白天小睡的时间比较长，那你在平时
睡觉的时间上床睡觉就会变得比较困难。

图 2-1 描绘了生物钟和睡眠欲望，以及两者是如何相互协
调作用的。这个模型常常被称为"双波模型"，强调了生物钟和
睡眠欲望会像波浪一样波动。

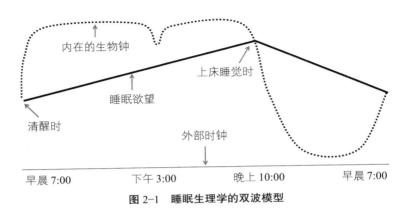

图2-1　睡眠生理学的双波模型

　　注意在清醒和睡觉时的交叉线条。这些交叉表示换成另一种波占主导。这种改变启动了清醒或睡眠模式。在醒着的时候，生物钟的警觉信号比睡眠欲望强烈，使我们可以清醒地应对白天的生活。在整个白天，生物钟的警觉信号都比睡眠欲望强，使我们一直保持清醒和专注，即使有时我们的睡眠欲望会增强。到睡觉的时候，睡眠欲望变得比生物钟的警觉力强，让我们为睡觉做好准备。当我们睡着了，睡眠欲望会减弱。不过它一直比警觉力强，直到早晨。这不仅能使我们入睡，还能保证我们在整个睡眠周期中都是睡着的状态。

　　正如你将在下一章中看到的，这种模式有助于解释为什么你非常疲劳，但还是睡不着。你之所以感到疲劳，是因为你的睡眠欲望过高。你之所以睡不好，是因为你的生物钟还没有为睡觉做好准备。你的睡眠欲望和生物钟不同步。

你对睡眠生理机能有怎样的影响

我们已经说过，睡眠欲望只受睡眠的影响：你醒的时间越长，睡眠欲望就会越强烈，随着睡眠时间的延长，睡眠欲望就会降低。我们也说过，生物钟的稳定性对环境中的光和黑暗的敏感性存在着个体差异。你也许会想，睡眠的生物学行为是"天生的"，无法改变。

我们有好消息要告诉。你的行为（做什么）和思维过程（你想什么，在哪儿想，什么时候想）对你的生物钟，以及它与睡眠欲望的一致程度，也会产生强烈的影响。尽管你不能强迫睡眠，但你可以做很多事情来促进它。

促进睡眠的行为旨在维持生物钟，促进睡眠欲望。这些行为能够维持目前好的模式，改变异常的睡眠模式。它们能够强化生物钟，增强睡眠欲望，促进两者和谐相处。

和行为相比，并没有规定好的一套促进睡眠的想法。不可能强迫自己对睡眠有积极的想法，不可能仅凭自己的一厢情愿就可以睡着。问一问睡得好的人，他们会说他们根本不怎么想睡觉这件事。他们普遍的态度反映了他们对睡眠过程的信任感。相反，你和大多数睡不好的人可能会常常想到睡眠。晚上你的脑子可能想着很多事，让你无法入睡。无论哪种情况，这些想法会让人保持活跃。这会影响生物钟，扰乱图 2-1 描绘的睡眠欲望与生物钟的完美和谐。

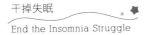

我们想帮助你实现身体自然的睡眠能力。我们会在第 6 章到第 9 章中探讨促进睡眠的行为计划。在第 4 章和第 10 章到第 12 章，我们会帮助你像自信的睡眠者那样思考。

● ○ ● ● ● ○

睡眠是大脑中的内在调节器、环境线索，以及你的行为、想法之间复杂关系的产物。这是不断变化的动态关系，具有自然的波动。例如，在一生中你的生物钟会改变，青春期和成年晚期的改变比较明显。夏天的阳光比冬天的多。生活中的事件一定会扰乱与睡眠相关的理想的行为与思维模式。为了赶最后期限，照顾生病的家人，和家人朋友共度时光，读好书，或者玩电子游戏，你不得不熬夜或早起。这些扰乱常常是不可避免的。即使可以避免，我们也不希望你为了睡觉而舍弃生活。我们希望你能对自己进行一下评估，你是为了生活而睡觉，还是为了睡觉而生活。

幸运的是，你的身体天生具有应对这些挑战的能力。有时你能马上恢复良好的睡眠-清醒模式，有时需要几天或几周才能恢复。但是请放心，你的身体有能力应对现实世界中的挑战。

如果我们天生能够适应这些变化，那为什么我们的文化中普遍存在着失眠？发生了什么，使我们的身体无法应对它们本可以应对的睡眠紊乱？在下一章，我们将会解释大脑为什么没有进行自我纠正，你为什么会陷入失眠的恶性循环中。

陷入失眠的恶性循环

如果我们的睡眠会时不时受到扰乱，我们的身体天生能应对这些挑战，进行自我纠正，那么为什么你会持续失眠？在这一章里，我们会通过探讨失眠的 3P 模型来回答这个问题，并用案例对此进行阐释。最后，你会通过完成一个练习，使这个模型成为你个人的模型。

3P 模型和上一章中介绍的双波模型为我们在本书中涉及的所有治疗方法提供了基本原理。我们知道你急切地想查看治疗的章节。但我们建议你不要跳过这一章。根据我们的经验，这章的内容有助于你更好地理解这项治疗计划的各种要素。这种理解会大大影响你充分执行治疗要求的意愿。在决定什么时候偏离推荐的指导方针，偏离多少，以及在具有挑战性的情境中如何调整治疗方法时，对基本原理的理解使你可以做出明智的选择。

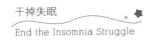

在阅读本章期间，继续记录你的睡眠日志。你很快会用到你收集的数据。

为什么会长期失眠

失眠是如何开始的，为什么有人会长期失眠？对于理解这些问题，3P 模型提供了框架。3P 代表的是倾向性特征（predisposing characteristics）、促成性事件（precipitating events）和持久性因素（perpetuating factors）。在阅读本章的过程中，可以参考图 3-1 描绘的这个模型。

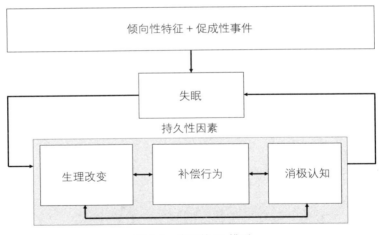

图 3-1　失眠的 3P 模型

我们都具有某些特征，使我们倾向于形成某种睡眠问题。在你出现长期睡眠问题之前，就存在着倾向性特征。它们是风险因素，可能是你与生俱来的特质（比如"夜猫子"或活力特别充沛的人），也可能是你后天逐渐形成的特点（比如受伤或年纪大了）。倾向性特征不会自发地扰乱睡眠，但它们会使你更有可能出现睡眠问题。用不太专业的话来说就是，倾向性特征就是"你所具有的东西"，它们使你容易失眠。

促成性事件是引发失眠问题的事物，可能是生活事件（比如开始做父母或失业）或生理过程（比如更年期或前列腺肥大）。我们把促成性事件看作"生活给予你的东西"。

促成性事件和倾向性特征相互作用，造成了失眠。例如，你可能说过这样的话："我是个夜猫子，但这一直不是个问题，直到我从事第一份办公室工作。突然我必须早晨 7:00 起床，晚上 11:00 时我已经精疲力竭，但就是睡不着。我会在床上躺几个小时。"在这种情况下，夜猫子的特点使你容易出现睡眠问题。不得不改变你的时间表会引发你的失眠。另一个例子是："我一直睡觉很轻（倾向性特征），但这一直不是问题，直到我不得不住校（促成性事件）。现在我有了自己的家，可以安静地睡觉了，但我还是睡不着。"

你可能一边读一边很快找出了"你所具有的东西"和"生活给予你的东西"。也许其中一些或全部都无法改变。也许你不想改变促成失眠的因素，比如在时间要求很高的行业里工作，或者养育孩子。也许你不知道自己为什么会失眠，为什么会在某个时候失眠。

不要绝望！为了治疗失眠，你不需要知道什么导致了你失眠，不需要改变这些促成因素。记住，我们的身体天生具有自我纠正的能力，即使在面对"生活给予你的东西"时。很多承受着巨大的身体或情感压力的人只是一两天晚上睡不好。然后大脑会说："对不起，伙计，我需要睡觉。"他们就真的睡了。很多人在引发失眠的问题被解决后，比如搬出了嘈杂的环境，很快就恢复了正常的睡眠。所以真正的问题不是一开始你为什么会失眠，而是为什么你一直失眠。

这就到了第三个 P，即持久性因素，也可以称之为"你做的事情"，就是失眠后你想了什么、做了什么。你的想法可能很自然，你的行为可能很合理，一切只是为了弥补损失的睡眠。但它们虽然自然、合理，却没有用，甚至会产生相反的效果。为什么会这样？因为睡觉就像滑雪下山。帮助恢复正常睡眠的干预往往有违直觉。一些能暂时带来缓解的方法（比如回笼觉或小睡）会妨碍身体回归自然的睡眠模式（比如形成更强的睡眠欲望，使它和生物钟达到同步），从而形成恶性循环。我们在努力改善睡眠，但我们的方法是无效的，久而久之我们会感到焦虑、挫败、失望和愤怒。这些情感会让我们紧张，让我们继续睡不好，进而自然地产生这样的想法——我肯定睡不着，因此明天会一团糟，什么都不顺。接着，我们很有可能会继续做能带来短暂缓解的行为，一段时间后，生物钟混乱了，睡眠欲望被耗尽了，失眠依旧存在。恶性循环持续着。

案例：乔治为什么一直失眠

乔治的倾向性特征。乔治是一个忙碌的生意人，经营着一家广告代理公司，每天上下班要骑车 5 英里 ①。让他骄傲的是，他脑子很快，可以长时间工作，富有创意，企业经营得很好，员工喜爱并尊重他，除了工作，他还有时间和精力陪伴妻子和孩子。他通常睡得很好，一晚上睡七个小时，早上起来精力充沛。有时他很难让自己从白天的高速运转中慢下来。在这样的夜晚，到快睡觉的时候他的脑子还在忙碌，并且干劲十足，身体放松不下来。看点书能让他平静，关灯后他很快就能入睡。我们可以这样描述乔治的倾向性特征：活力四射 / 节奏快，非常需要控制感，生理上过度觉醒，头脑过度活跃（也被称为认知过度觉醒）。

乔治的促成性事件。公司的运营进入了第五年，乔治和妻子决定要第三个孩子。他们很兴奋，但他们的新生儿患有疝气，到了晚上会哭闹。乔治发现即使当轮到妻子起来安抚宝宝时，他也会睡不好。一次他被宝宝惊醒，开始思考工作中的问题，思考如何解决它们。那时已是凌晨 3:00，但他的脑子就是停不下来。尽管每晚他本可以睡大约六个小时，但他平均只睡五个小时。现在他失眠了。他的失眠是照顾新生儿触发的。很多处于这种境况的父母会出现睡眠剥夺，因为睡觉的机会少了。但

---

① 1 英里≈ 1.6093 千米。——译者注

是在不需要起来照顾宝宝时，他们会睡得很香。乔治比较容易受这个触发失眠的事件的伤害，不只是睡眠剥夺，因为他的头脑过度活跃。

在这个时候，乔治的睡眠问题还是个新问题。当宝宝的睡眠开始改善时，这些问题可能会迎刃而解。甚至在宝宝的睡眠情况改善之前，乔治就有可能睡得比较好了，因为大脑自然的适应能力开始发挥作用。乔治相信，就像前两个孩子一样，这个宝宝也会正常睡觉，到那时他也能恢复自己的睡眠模式。

乔治的想法和做法。乔治对宝宝睡眠的估计是对的。六个月后，他的睡眠好多了，但乔治的睡眠没有改善。大多数时候他大约凌晨 3:00 醒来，立即开始思考工作。有时他会躺在床上翻来覆去，在闹钟响之前，断断续续地浅睡一会儿。有时他会起床，在电脑前工作。

乔治真的感到疲惫，但他的脑子依然在快速转动，已经有点失控。他觉得自己的注意力不太集中了，也有点健忘。他尽量对孩子们摆出笑脸，但家人能感觉到他没精打采，有时容易发怒。

现在乔治的失眠成了慢性病。他做了任何人都会做的事情：试图纠正失眠。乔治想通过在周末补觉来缓解疲劳。他开车去上班而不再骑自行车。他的咖啡越喝越多，希望这样做可以让自己更有活力、更专注。他戒了酒，睡觉前让自己放松，但他失眠依旧。他不知道出了什么问题，开始感到焦虑，担心睡眠剥夺会影响他的生意和身体。

　　注意在图 3-2 中,乔治所做的事情对他的睡眠生理机能有什么影响。例如,他的生物钟现在把凌晨 3:00 视作醒来工作的时间。喝更多的咖啡、减少锻炼来储备精力都使生物钟发生了改变。对失眠的担心让他更睡不着。乔治的做法还影响了他的睡眠欲望。周末补觉让他到周日晚上时缺乏睡眠欲望。他很缺觉,所以上床睡觉时他的睡眠欲望比警觉的力量更强,他很容易入睡。但是由于起点比较低,所以他的睡眠欲望到凌晨 3:00时就消耗得差不多了,无法压制生物钟发出的醒来工作的信号。生物钟的警觉力开始提升,超过了睡眠欲望,所以乔治醒了,再也睡不着了。他将面对又一个困倦的、难以集中注意力的周一。为了挨过这一天,他会喝更多的咖啡。这个循环持续着。

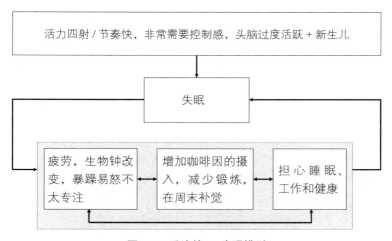

图 3-2　乔治的 3P 失眠模型

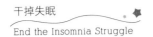

乔治为了自救而做的事情现在恰恰成了问题的一部分。这种思维模式、行为模式和生理改变持续的时间越长,乔治的身体获得的新数据就越多,它就会越适应新模式,越来越远离他自然的睡眠-清醒模式。

练习:为什么会陷入失眠

运用图3-1深入了解你自己的3P模型。你有什么样的弱点,使你容易失眠?什么在一开始触发了你的睡眠问题?你对睡眠问题的反应是什么?以下是我们常常听到的一些回答。这并没有包含所有的情况,在探索你自己的答案时,不要局限于这些例子。

我的倾向性特征

一直睡觉不太好	睡觉轻	有很多思虑或苦恼
长期疼痛/不适	抑郁	焦虑
激素波动	A型人格	活力四射/节奏快
控制欲强	好动(生理的过度觉醒)	非常活跃的头脑(认知过度觉醒)

我的促成性事件

孩子出生	所爱的人离世	日常压力增加
晋升	失业	搬家

财务困难　　　　　　突然发财　　　　　　和某人的强烈冲突

对健康的担忧 / 健康　　开始更年期　　　　　一段关系的开始或

问题　　　　　　　　　　　　　　　　　　结束

我如何应对失眠

周末补觉　　　　　　　　　因为担心应付不了，所以不

打盹儿　　　　　　　　　　安排上午的活动

晚上盯着表，时间的流逝会导　服用安眠药

致焦虑　　　　　　　　　　因为担心干扰睡眠，所以不

躺在床上的时间变长了　　　安排晚上的活动

如果晚上没睡好，白天就不锻　睡不着的时候看电视或玩电

炼了　　　　　　　　　　　子游戏

为了睡觉喝酒　　　　　　　半夜吃东西

因为没睡好，会取消一些活动　增加咖啡因 / 兴奋剂的摄入

平衡

　　记住"你的倾向性特征"包含一个或多个风险因素，这些变量不会自发扰乱良好的睡眠过程。与之类似，"你的促成性事件"也不一定会影响你的睡眠。像第一个变量一样，这个变量会让你容易出现睡眠问题。同样地，面对失眠，你的想法或做法也有可能导致睡眠问题。这是一个微妙的平衡。

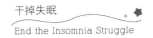
我们用天平秤来说明这个观点。天平秤是一种老式的秤，秤杆的中间被固定，两边的秤杆一样长。当你把物体放到两边的秤盘上，较重的一边会向下沉，较轻的一边会向上抬。

我们天平秤的一边是促进或有利于优质睡眠的事物，包括运转良好的生物钟和睡眠欲望，促进睡眠周期的想法和行为。只要秤的这一边比较重，你就会睡得很好。秤的另一边是所有干扰睡眠的变量。身心健康问题、环境压力以及破坏睡眠的想法和行为在这一边。只要秤的这边比较重，你的睡眠就会有问题。

阻止关眠的恶性循环

在这章中，我们探讨了你的想法、行为如何与你的生理机能、睡眠模式相互作用。其实其中还有一个层面——时间。思想、行为和生理的改变持续的时间越长，你的身体就会越关注它们，逐渐获取关于睡眠和清醒模式的新数据。你的身体会适应它们，基于身体和环境当前提供的线索形成新的模式。它重新进行校准，开始把当前的趋势视作新模式。有时这种模式具有明显的节奏（比如白天打盹，每天凌晨 3:00 醒），有时没有明显的节奏，你永远不知道晚上会睡得好还是不好。无论哪种情况，睡完觉后你都不会觉得精神抖擞。

幸运的是，我们可以改变我们的想法和行为，这正是阻止长期失眠的恶性循环的方法。关于失眠的认知行为疗法的治疗

CHAPTER **3** · 陷入失眠的恶性循环

重点在于帮助你发现有问题的想法和行为，它们是对睡眠问题的自然反应，但无意中会适得其反。失眠的认知行为疗法中的所有干预都具有一个共同的目的，那就是帮助你重新找回身体自然的节奏。在第 5 章中，我们会基于你在本章中做的练习，帮助你选择最适合的干预方法，使你恢复优质睡眠。

但是首先我们要探讨一下意愿。还记得我们关于滑雪的比喻吗？通过练习，你会认识到在树林里滑雪比在开阔的雪道上滑雪更危险，但你可以抗拒总是盯着树的冲动。现在你和整个大山形成了一种关系。这不是一夜之间形成的，而是需要始终如一的练习、技巧和心甘情愿。好睡眠也与此类似。你和睡眠的关系是终生的，当你认识到它不只关乎一晚上、一次欲望或一次感受，而且意识到你今天的选择会影响长期的睡眠模式时，你会做得更好。尽管这种范式的改变不是经典认知行为疗法的一部分，但我们发现减少你在睡眠上的挣扎，让你愿意接受认知行为疗法非常重要。

第 4 章

与失眠拔河：越挣扎，越没用

20世纪90年代早期一种被称为立体图的艺术形式在美国流行起来，出现了一些题为"魔眼"（magic eye）的书和海报。立体图是三维图画，当你改变视角时，它们会"变成"另一幅图。立体图会配说明，告诉你应该怎么看。你要和图隔开一段距离，放松你的眼睛，耐心地等着第二种图形出现。虽然有人很快能看到第二种图形，但很多人怎么努力也看不到。这种努力和挣扎会让人更难放松，而且有人说即使看到了隐藏的图像，它们也常常稍纵即逝，不能一直看到。这些问题会造成失败感。但是那些隐藏的图像太精彩了，值得为此承受不适。

解决你的睡眠问题很像在努力看出立体图中隐藏的图像。对于什么方法有效，每个人都有自己的建议或看法。在遵循指定的指导方针时，人们常常也会痛苦挣扎，也会有时成功，有时失败。尽管会遇到挫折，我们也要坚持。我们必须一次又一次地尝试掌控睡眠。对睡眠的投入应该像你读这本书的意愿一样强烈。

你之所以会拿起这本书，是因为你的睡眠不如你意。你想通过读这本书，设计出改善睡眠的计划。尽管用认知行为疗法治疗失眠被证明是有效的，但其中存在两大挑战。第一个挑战是你会感到不舒服，有身体上的，也有情绪上的。第二天挑战是需要几周时间才能看到进步，你需要保持对这个方法的信任。这会引起你的挣扎。

睡眠工具——意愿

我们推荐给你一种心理工具，在你感到挣扎时它会给予你支持。它是一种思维框架，能增强你实现目标的能力。无论学滑雪，看神奇的立体图，还是改善睡眠，这个工具都适用。它就是意愿。意愿在帮助你实现各要素的独特平衡上发挥着关键作用，这种平衡能让你的天秤称偏向优质的睡眠。

意愿经常和"接纳"这个词互换使用。两个词都意味着有意识地暂时放下我们的观点和假定。放下使我们能够更客观地看待这个世界。这种态度的一个例子是：我愿意马上阅读这一章。它不意味着你会喜欢或不喜欢本章，只意味着你选择阅读它。

意愿不只是一种心理状态，它也是一种行为状态。你以接纳的态度阅读这本书，而且真的在用心读。我们希望你对本书的内容也保持开放的态度。毕竟，我们希望你学到一些对你的睡眠有帮助的东西。在第 2 章中，我们鼓励你从控制睡眠转变为促进睡眠。这是一个困难的转变，意愿会很有帮助。让我们用"中国指套陷阱"（Chinese finger trap）的玩具来说明意愿是如何有助于这种范式的改变的。

练习：中国指套陷阱

中国指套陷阱是一种很受欢迎的玩具，它是用纸或其他有延展性的材料编织成的管子。你把每只手的一根手指各插进管子的一端。当我们让你逃离指套陷阱时，你可能会把两根手指向外拉，试图从管子里拔出来。当你这样做的时候，编织的纸会收紧，让你无法逃脱。你被卡在里面，除非你愿意做有违直觉的事情：把手指往管子里伸。当你让两根手指彼此靠近时，管子会松开，手指会有更大的空间。虽然还没逃出去，但已经有空间了。在这个空间里，你可以移动手指，逃出陷阱。从往外拉到往里推的改变使你能够成功逃脱。

意愿有助于改变你对如何管理睡眠的看法；意愿帮助你意识到你纠正睡眠的做法什么时候产生了相反的效果，助长了失眠的痛苦；意愿教会你识别这个陷阱；意愿帮助你结束这种恶性循环，让你知道什么时候应该向里推，而不是挣扎反抗。

意愿不仅能改变观点，还能改变行为。意愿包括选择一些不同的行为来促进睡眠。具体来说就是，我们会鼓励你以两种方式来运用意愿。第一种方式是愿意做出令人不舒服的行为改

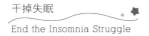
变。第二种方式是愿意不睡觉。

愿意做出令人不舒服的改变

失眠的认知行为疗法非常依赖行为的改变，而改变行为很难。记录睡眠日志、限制躺在床上的时间和不打盹，都是一开始让人不舒服的行为，但它们有助于你恢复良好的睡眠模式。在第一次读到我们的这些建议时，你的反应可能是"绝不可能，我才不会那样做呢"。或者你会考虑做一部分（例如，减少躺在床上的时间，但减少的不像我们建议的那么多）。类似于这样的抗拒是行为改变很自然的一部分。但是为了实现长期目标，你需要愿意在短期内忍受不适。你要有为不适和挫败让出空间的意愿，这样你才更有可能成功地执行治疗计划。

情感不适的价值

你是否注意到在情感不适和身体不适上，我们采用的是双重标准。健身会让我们感到不适，比如肌肉酸痛，肺里灼热。我们会疑惑这是代表我们太用力了，还是不够用力。一旦我们不再担心用力过度或损伤，便会接受这些不适。我们会认为这是变得更强壮的必经过程，甚至会认为这些不适是成长的标志。我们会想，我现在很努力，这是实现目标的一部分。

相反，当我们感受到情感不适时（比如焦虑或挫败），会立即排斥这些感受。我们不会去想我们是太努力了，还是不够努力。我们通常认为所有的情感不适都是糟糕的或错误的。我们认定忧愁、苦恼是有问题的标志。这种反应加重了失眠的恶性循环，导致我们的痛苦挣扎和本能地向后拉，而不是向里推。

根据我们的经验，愿意承受身体和情感的不适是睡眠计划取得成功的关键要素。进行提升你的意愿的练习，这有助于你管理不适。改变和成长自然会带来不适。

练习：我为什么愿意接受不适

当你注意到这种抗拒时，我们建议你思考一下忍受短期不适后会获得的长期益处。你应该认真思考以下问题：如果做出这个改变，我不得不放弃什么？如果做出这个改变，我不得不经历什么？我愿意放弃 X 吗？我愿意经历 Y 吗？通过放弃 X 或经历 Y，我希望获得什么？我希望获得的东西有多重要？如果能有这些收获，那么放弃 X 或经历 Y 是否是值得的？

还记得第 2 章的乔治吗？他应对失眠的一种方法是增加咖啡因的摄入。如果减少或放弃喝咖啡，他的活力和专注力就会降低（X）。在白天他会感到更疲劳，更不舒服（Y）。这听起来不怎么美好。但是接下来他会思考能获得什么：做出这个改变，作为治疗计划的一部分，会有助于改善他的睡眠。睡眠改善了，他就会成为耐心、专注的父亲，成为他努力想成为的企业家。想到这些潜在的收获，乔治就愿意承受减少喝咖啡所带来的不适。

如果和乔治不同，你还没下决心做出某种改变，那么可以

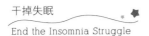
再问问自己以下的问题：我愿意忍受内心的抵触，努力做出改变吗？我愿意尝试一下，看看会发生什么吗？虽然担心会不舒服，但我依然愿意执行治疗计划吗？

愿意不睡觉

什么？我们写的是一本治疗失眠的书，而我们却要求你不睡觉？是的。因为这是令人沮丧的矛盾：睡眠是少数你越努力就会变得越困难的事情之一。睡眠专家把这称为"睡眠努力"，并且证明存在努力过度的问题。研究发现当人们有意识地在睡觉上付出更大努力时，必然会起相反的作用。因此，我们要求你不要再努力尝试睡觉，而是转向能促进优质睡眠的行为和想法。对睡眠付出努力的最佳时间是白天。我们提供了很多解决睡眠问题的工具和技术，有些需要你在睡觉的时候做，但大多数是在白天醒着的时候完成的。这意味着你需要注意这些努力在什么时候、什么地方会发挥作用；在什么时候和什么地方是无效的。

练习：拔河

让我们来做另一个意愿练习。抓住一个可以假装拔河的东西，比如一段绳子、一根带子或一块洗碗巾。如果你旁边有人，问这个人是否愿意扮演"失眠怪兽"，否则在我们指导你做这个练习的过程中，想象"绳子"另一头有某个人。你抓着绳子的一端，失眠怪兽抓着另一端。想象你们俩之间有个大坑，你不想被拉进坑里。这个坑代表围绕着失眠的所有厌恶和恐惧。你当然不想掉进坑里，所以会竭尽所能地用力拉绳子。你甚至会希望把怪兽拉进坑里。你在与失眠怪兽对抗——它力量强大。你越用力拉，怪兽也会越用力。你该怎么做？

大多数人会更使劲。我们站稳脚跟，使出所有的力气，眼睛盯着怪兽。我们的一切努力都是为了不被拉进坑里，根本不会想着做其他的事情。但是我们还有另外一个选择，即不再和怪兽拔河。你可以放下绳子。你愿意尝试这样做吗？如果愿意，让我们看看会发生什么？在尝试这个方法时，留意你身体和心理的变化。注意当你放下绳子时，就不必再担心被拉进坑里了。注意你的身体现在放松了。当然失眠怪兽也不会被拉进坑里，它依然在那儿。但是现在你可以把精力和力气放到其他事情上了。

你愿意放下绳子吗？你愿意在晚上放弃让自己睡觉的努力吗？你可以顺其自然吗？

接纳不是放弃

我们要求你接纳不睡觉，并不意味着我们让你放弃希望，不再希望获得高质量的睡眠。意愿和接纳与当下正在发生的事情有关。我们让你做的是愿意接纳晚上会发生的任何事情。我们的意思不是让你接纳一辈子睡不好的生活，不是让你彻底放弃，也不意味着你不去尝试培养或保持健康的睡眠习惯，不进行行为治疗。如果认为你应该永远接纳失眠，我们就不会写这本书。矛盾的是，愿意在某个晚上不睡（或睡不好）能让你放松下来，顺其自然，不做无谓的努力，这样你的生理唤醒程度就会降低，更有可能睡着。就像指套陷阱，靠向你不想去的地方反而会创造出回旋空间，产生其他可能性。

练习：想象你愿意

现在想象你站在立体图前，试着看出两幅图。但你没看出来，于是有点沮丧，更加使劲地去看。然后再想象你愿意接受你能或者不能看出隐藏的图像的事实，这样尝试过后，再站在图画前，继续尝试看出眼前的图像。

现在想象你站在山顶上，准备挑战你的极限，穿过树林滑下山。你努力控制着自己的焦虑和恐惧。再想象你接纳了这些情感后继续滑雪下山，让自己有机会享受这种愉快的体验。

现在想象你准备上床睡觉，想到睡觉，你会产生一些想法和情感。你努力去睡，但却担心睡不着而焦虑万分。然后想象你躺在床上，愿意接纳任何出现的想法、情感和体验，让自己有机会和睡眠建立起健康而持久的关系。

做出这些改变并不容易，哪怕是在想象中。形成更愿意、更有效的姿态需要时间和练习。当你觉得陷入了不良的睡眠模式时，尤其是在努力入睡的夜晚，你自然会付出更多的努力，会很挣扎。你能靠向这些体验吗？你能给予自己更多的空间，愿意接纳出现的任何情况吗？

认识到你在睡眠上的挣扎

你以什么样的方式拿起拔河的绳子？想一想你和睡眠问题僵持不下时的情况。当时你在想什么？你采取了什么行为？你是否在床上翻来覆去？你是否放弃了尝试，起床做其他事情？你是否做出了事后让你懊悔的选择（比如多喝咖啡、放弃锻炼或打盹）？

意愿计划

在你阅读下一章时，我们希望你练习"放下绳子""向里靠"，也就是如果你担心晚上是否能睡着或睡得怎么样，你要意识到这种挣扎，放下绳子，或者接纳这种茫然不知带来的不适。看你能否带着顺其自然的意愿上床。如果你正躺在床上，睡不着，也可以做同样的练习。

我们为你准备了指导意愿练习的录音，扫描《睡眠管理日志》二维码可进行收听。

在接下来的一章中，我们会帮助你构建你个人的治疗计划。我们希望你愿意学习并练习这些行为与认知策略。我们的意思是，你要全身心投入到这些练习中。在整本书中，我们都会让你查看自己的意愿水平。如果你的意愿水平降低了，在第12章介绍的正念和认知解离的方法可能会对你特别有帮助。

第 5 章

制订你自己的个性化治疗计划

你也许还记得，前言中提到关于失眠的认知行为疗法是一种多成分的治疗，不是所有有睡眠问题的人都需要所有的组成部分。你也许还记得我们常会添加另一种治疗的组成部分，这种治疗叫接纳与承诺疗法。同样，也不是所有的人都需要这些方法。在本章中，我们将帮助你用第 1 章介绍的《睡眠管理日志》的评估手段，选择最适合你的睡眠问题的治疗组成部分。这有点像"选择你自己的冒险经历"：根据你的独特需要，你可以在章节间跳来跳去。

让我们先概括了解一下构成认知行为疗法及接纳与承诺疗法的混合疗法的不同策略。首先是行为策略，这构成了失眠的认知行为疗法的主干。我们建议你使用两种行为方法中的一种或把两者结合起来（第 8 章）。这两种方法是刺激控制（第 6 章）和睡眠限制（第 7 章）。我们认为这是两种最重要的治疗组成部分。睡眠卫生（第9章）是另一种行为治疗，你可以把它添加到刺激控制或睡眠限制中。

其次是认知策略，是作用于思想、态度和信念的策略，这些思想、态度和信念会加重失眠的恶性循环。艾莉森·哈维（Allison Harvey）博士和她的合作者发现，在行为治疗中加入认知疗法会有更好的效果。我们会帮助你找到并改变造成失眠的想法，我们采用的方法是认知重构（第10章）。我们帮你把干扰睡眠的思维模式（比如担忧、问题解决或计划）从床上和睡觉时间转换到白天的其他地点和其他时间，采用的方法是指定的担忧时间（第11章）。我们可以用接纳与承诺疗法中的策略，比如正念和认知解离（第12章），帮助你暂时从活跃的思维中抽身出来，降低"认知过度觉醒"。你会从这些策略中受益。我们会帮助你排出优先顺序，这样你就可以认真学好一两种适合你的策略，不会把摊子铺得太大，也不会对每种策略上投入太少的资源。

正如你在前面章节里读到的，意愿（或接纳）也是接纳与承诺疗法中的一种策略，是我们应用得很广的策略。少数来访者告诉我们，这些策略对他们的睡眠没有效果。大多数来访者几周后回来告诉我们，他们更加意识到自己在睡眠上的紧张或焦虑了。几乎每个来访者最终都会从接纳策略中受益，这就是为什么我们把这个内容放在书的前面部分。另外，为了让行为方法达到效果，你要愿意执行它们，而且是充分执行。

我们建议你从核心行为方法开始（刺激控制疗法和 / 或睡眠限制疗法）。如果到本章结束时，你发现自己不愿意实施这些方法，那我们会让你阅读有关这两种治疗的内容，也许了解更多的信息会让你愿意执行它们。如果你仍然不愿意，那你可以从学习认知策略开始做起。

在本章中，我们将探讨很多内容，以下是我们的路线：

- 你要决定是从治疗失眠还是治疗另一种睡眠障碍开始；
- 我们会引导你理解你在睡眠日志中收集的所有信息；
- 你将选择一种行为策略；
- 你将选择一种或多种认知策略；
- 我们会解答你在辅助睡眠措施上的问题，比如药物或草药。

在《睡眠管理日志》的"我的个性化治疗计划"中，你可以进行汇总，形成你的个性化治疗计划。一边读本章中相关的内容，一边填写相应的部分，一次填写一个部分。在阅读本章的过程中，不要忘了继续记睡眠数据。让我们开始计划你的冒险之旅吧！

从失眠入手合适吗

利用第 1 章中读到的内容完成图 5-1 所示步骤的决策。这个决策树（一种缩小选择范围的方法）会帮助你决定是否应该从治疗失眠入手。为每个框选出"是"或"否"，顺着相应的分

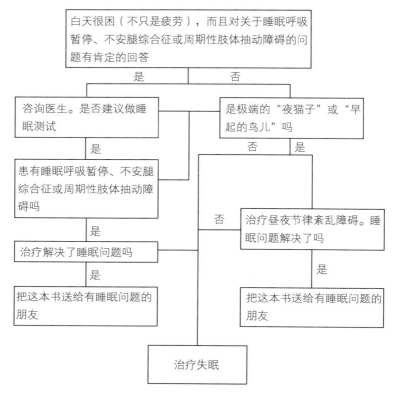

图 5-1 你应该治疗失眠，还是应该解决其他问题

支前进。总之，如果你白天特别困，对睡眠呼吸暂停、不安腿综合征或周期性肢体抽动障碍的几个筛查问题的回答是"是"，那我们建议先去看医生，判断你是否应该做睡眠测试。如果你是极端的"夜猫子"或"早起的鸟儿"，我们建议你先解决昼夜节律的问题；如果你看了医生，没有需要治疗的神经疾病，请回到这里治疗你的睡眠问题；如果你治疗了神经疾病，或者解决了昼夜节律问题，依然失眠，我们同样建议你回到这里；如果你治疗了神经疾病，或者解决了昼夜节律问题，睡眠变好了，那么恭喜！你可以把这本书送给依然睡不好的人。

你的失眠"快照"

记录了两周的睡眠数据后，我们建议你开始完成睡眠数据的总结。

在《睡眠管理日志》的睡眠数据总结表（简化版）中，你可以记录以下各项的每周平均值：

- 睡眠小时数；
- 躺在床上的小时数；
- 睡眠效率。

这些数字都可以从睡眠日志中获得。尽管这看起来是个重复的过程，但我们发现这样做很有帮助。通过一段时间周平均值的记录，这张工作表有助于你看到整体的模式和趋势。人们太容易过于关注某个晚上的睡眠了。这样做会产生相反的效果，尤其是如果你只关注睡得特别糟糕的晚上。

如果你是对数字敏感的人，非常喜欢数据，那睡眠数据总结表（扩展版）更适合你。这张总结表会指导你从睡眠数据中提取出更多的数据。你不是只查看那三个变量，而是要计算和记录七周的平均值。如果让我们对你进行治疗，我们会关注以

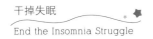
下所有的变量，以便对你的睡眠模式有更全面的了解。

- **入睡潜伏期（SOL）**。指的是你用多长时间睡着。具体来说，入睡潜伏期就是关灯（星号或第一个向下箭头）和睡着（第一根实线或波浪线）之间间隔的分钟数。
- **入睡后清醒的时间（WASO）**。半夜醒着的分钟数——在你第一次入睡后，但在你最终醒来之前。在你的睡眠日志上，代表睡眠的线段之间的空隙就是入睡后清醒的时间。
- **醒来次数**。入睡与最后睡醒之间醒来的次数，就是睡眠日志上竖线的数量。注意不要把最后睡醒那次算上。
- **疲劳程度**。计算平均疲劳分数可以使你关注白天的表现，不只是关注晚上的睡眠。它还有助于测试你对治疗效果的预测。例如，很多人担心实施刺激控制疗法或睡眠限制疗法会让他们白天感到更疲惫。有些人确实如此，有些人则不然。

计算每个变量的周平均值，也就是把一周中每个晚上的入睡潜伏期加起来，然后除以几个晚上。入睡后清醒的时间、醒来次数和疲劳程度也这样计算。

无论你选择哪种格式，我们建议你在整个治疗过程中都坚持完成睡眠数据总结，帮助你了解自己的进步情况。如果你不想这样做，那现在一定要完成睡眠数据的总结，这样才能在治疗前获得失眠"快照"。在第 13 章中，我们会让你再完成几周的睡眠数据总结，这样你可以对治疗前后的情况进行比较。

现在花点时间完成"我的个性化治疗计划"的前两部分。你第一步会做什么？你想在什么地方结束？利用你的失眠快照，思考一下你希望你的睡眠发生怎样的改变，然后制定明确的目标。

你的失眠治疗计划

对于来访者，我们会利用他们的数据和个人偏好，帮他们设计个性化的治疗计划，这样的治疗很可能会取得成功。在这个部分，我们会帮助你做同样的事情。

选项行为疗法

从已有研究和我们自己的临床经验来看，刺激控制疗法和睡眠限制疗法都很有效。有些用认知行为疗法治疗失眠的临床医生也会把两者结合起来使用，我们也青睐这种方法。这样做是没什么风险的，只是你得愿意而且能够采用两者结合的方法。我们的很多来访者就不愿意或不能使用这种方法。我们坚信把一种疗法做充分胜过两者都做，而且你可能只对一种疗法有反应，两者结合的疗法对你来说是超剂量的治疗。

那么你应该从哪种疗法着手开始呢？我们认为这两种疗法在大多数时候是同样有效的。因此，我们会帮来访者选择一种他们愿意接受的疗法。但他们的睡眠模式或与睡眠相关的行为可能会促使我们倾向于其中一种疗法。

很多人一开始不愿意接受其中一种疗法，但在了解了治疗的基本原理和卓越效果后，他们变得愿意了。很多人以为他们会很讨厌疗法的某个方面（比如早起），后来发现其实他们很喜欢。我们会在接下来的两章里详细探讨每种疗法，并解决很多此类问题。现在用直觉选出你愿意接受的疗法，并从这种疗法开始计划你的治疗。

为了帮你决定运用哪种疗法，请仔细查看表 5-1，它对两种疗法以及两者的结合疗法进行了对比。

现在看一看你的睡眠数据。你是否醒着躺在床上至少 30 分钟？你的睡眠是否断断续续或不解乏（睡眠数据上的波浪线），或者夜里你会多次短暂地醒来（用横线表示）？你的睡眠效率是否低于 85%？用这些信息完成如图 5-2 所示的判断。给每个框选出"是"或"否"，然后顺着相应的分支前进。利用这个决策树和表 5-1 中的信息，你可以选择刺激控制疗法、睡眠限制疗法或两者结合的疗法。在《睡眠管理日志》"我的个性化治疗计划"中记录你的选择。

现在思考是否给你所选的主要行为疗法加上睡眠卫生。你可能在流行媒体上看到过睡眠卫生的指导方针。如果你在阅读这本书，那你很可能已经解决了这个容易解决的问题。单独的睡眠卫生不可能让你获得优质的睡眠。不过如果能与睡眠卫生建议保持一致的话，那你做的事情有助于其他治疗发挥更好的效果。因此，我建议你在刺激控制疗法和 / 或睡眠限制疗法中附加上睡眠卫生，而不是把它作为独立的疗法。

表 5-1　刺激控制疗法、睡眠限制疗法和两者结合疗法的比较

	刺激控制疗法	睡眠限制疗法	两者结合的疗法
你要做什么（简化版）	困了再上床睡觉。如果你在床上躺了20多分钟还睡不着，起床离开卧室，困了再回来。如此反复。无论白天多困，都不要小睡	在床上躺的时间和睡觉的时间一致。如果在一周里，90%躺在床上的时间是在睡觉，那么把躺在床上的时间增加15分钟。保持不变的睡眠时间表。白天不要小睡	在床上躺的时间和睡觉的时间一致，睡不着就起床。保持不变的睡眠时间表。白天不要小睡
能够被用于这些睡眠模式	入睡时间长。半夜醒来，较长时间无法再入睡。早晨醒得太早	入睡时间长。半夜醒来，较长时间无法再入睡。早晨醒得太早。睡眠断断续续，不踏实，但其实并没有醒。半夜醒来多次，但醒的时间很短	入睡时间长，半夜醒来，较长时间无法再入睡。早晨醒得太早。睡眠断断续续，或者半夜醒来多次，但醒的时间很短

续前表

	刺激控制疗法	睡眠限制疗法	两者结合的疗法
如果你……这种疗法会非常适合你	……不在自己的卧室里能睡得更好 ……快上床睡觉时会感到紧张焦虑 和/或 ……在卧室里做除了睡觉和做爱之外的其他事情（比如看书、看电视）	……躺在床上的时间比真正睡着的时间长很多（例如睡觉的时间不到躺在床上的时间的85%）	……积极进取，愿意同时接受两种疗法并能充分执行
如果你……你不应该选这种疗法（或者如果没有专业人员的指导，你不应该实施这种疗法）	……存在平衡问题、患病、或者服用的药物会让你半夜起床时容易摔倒 ……存在损伤或运动问题，很难一晚上起来好几次 ……在使用持续正压通气或类似的设备，自己很难戴上或安置好	……患有双相情绪障碍、癫痫或其他会导致情况恶化的疾病	……具有导致你不应该接受治疗的因素

续前表

	刺激控制疗法	睡眠限制疗法	两者结合的疗法
这种疗法可能让你喜欢的地方	如果碰巧睡得好，你会安睡一整晚 你不会长时间醒着躺在床上	你可以躺在床上休息，哪怕没有在睡觉 你不需要决定什么时候上床，什么时候起床 你可以把时间用来干其他事，而不是"尝试睡觉"	你不会长时间醒着躺在床上 你可以把时间用来干其他事，而不是"尝试睡觉" 积极进取的治疗会更快产生效果
这种疗法可能让人不舒服的地方	判断是否已经醒来很长时间了，是否应该起床 离开舒服的床/卧室 一会上床，一会起床，会干扰同伴	有些晚上本可以有充足的睡眠，现在不得不放弃 即使你还很疲惫，也要起床	与采用单一一种疗法相比，你躺在床上休息的时间会更少

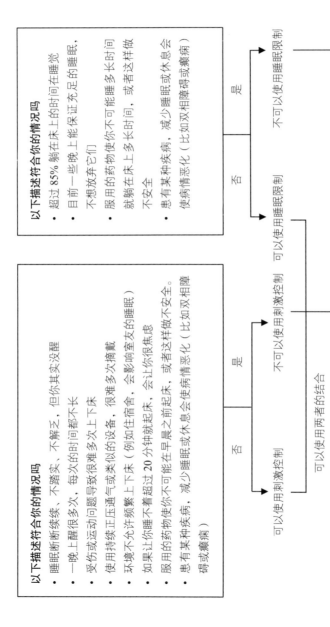

以下描述符合你的情况吗

- 睡眠断断续续、不解乏、不踏实，每次的时间都不长
- 一晚上醒很多次，或者这样做不安全
- 受伤或运动问题导致很难多次上下床
- 使用持续正压通气类似的设备，很难多次摘戴
- 环境不允许频繁上下床（例如住宿舍，会影响室友的睡眠）
- 如果让你睡不着超过 20 分钟就起床，会让你很焦虑
- 服用的药物使你不可能在早晨之前起床，或者这样做不安全
- 患有某种疾病，减少睡眠或休息会使病情恶化（比如双相障碍或癫痫）

以下描述符合你的情况吗

- 超过 85% 躺在床上的时间在睡觉
- 目前一些晚上能保证充足的睡眠，不想放弃它们
- 服用的药物使你不可能睡多长时间就躺在床上多长时间，或者这样做不安全
- 患有某种疾病，减少睡眠或休息会使病情恶化（比如双相障碍或癫痫）

否　可以使用刺激控制

是　不可以使用刺激控制

可以使用两者的结合

否　可以使用睡眠限制

是　不可以使用睡眠限制

从认知策略开始并且 / 或者求助专业人士

图 5-2　你应该采用刺激控制疗法、睡眠限制疗法，还是两者结合的疗法

再次查看你的睡眠日志数据：你喝咖啡、抽烟或喝酒吗？你在睡觉前锻炼，或者根本不锻炼吗？想一想你的睡觉环境：你的房间太冷或太热吗？太亮吗？太吵或太安静吗？你的床垫不舒服，或者你在椅子上睡觉吗？宠物或其他人会打扰你睡觉吗？想一想睡觉前的那一个小时：你是否一直很兴奋，直到上床？你是否使用电子产品或让灯亮着？如果对于以上问题，你的回答是"是"，那我们建议你阅读第 9 章，更多地了解行为和环境条件会如何干扰睡眠，然后再决定做出一些改变是否值得。把你是否读第 9 章的决定写在《睡眠管理日志》"我的个性化治疗计划"中。

可以选择的不同路线

在这个节点上有以下四种可行的路线。

1. 如果你急于开始，你可以直接阅读和你所选的行为疗法相关的章节。在开始了你的行为疗法后，你要回到这里，规划你的认知疗法。

2. 你也可以读完这一章，完成"我的个性化治疗计划"，然后再开始你的行为疗法。

3. 如果哪种行为方法你都不愿意选，你可以阅读第 6 章和第 7 章去更多地了解它们。如果你变得愿意了，那再回到这里，继续用"我的个性化治疗计划"制订你的计划。

4. 如果你依然不愿意开始刺激控制疗法或睡眠限制疗法，

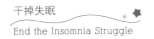

那也请继续读完本章。你也许会开始采用认知策略，试图解决阻挡你接受行为疗法的某些想法。它们通常是类似"我不想做""我太害怕了，不敢做""何必费那个劲"或"什么都没用"这样的想法。

选择认知疗法

正如第3章中解释的，你的思考方式会影响你的生理唤醒，从而影响你的睡眠。有时你的想法会增加唤醒程度（例如，如果我今晚睡不好，明天一定会很难受。这样的日子多一天我也忍受不了了）。有时影响睡眠的是思考的过程，也就是说，无论你想什么，活跃的思维都会增加唤醒程度，干扰睡眠。表5-2是我们在第4章、第10章到第12章中探讨的策略的总结，这些策略有助于改变你的想法，促进良好的睡眠。

正如前文已经提到的，这些策略会让你受益，我们欢迎你按顺序阅读这些章节。作为心理医生，我们知道应该建议谁采用哪种策略。如果你喜欢把注意力集中在一个策略上，以下情况会促使我们建议你从某个策略入手。

如果每个晚上睡得怎么样会让你焦虑万分，或者你很担心睡眠问题会造成可怕的后果（比如失业、不能按时偿付抵押贷款、不得不露宿街头），那么我们常常会从认知重构和接纳策略开始。为了更深入地了解你在睡眠上的灾难性想法，我们会指导你运用认知重构。当你躺在床上时，你应该根据我们的指导，

表 5-2　认知策略总结

策略	描述	目标	对……最有帮助
认知重构（第10章）	发现并质疑不完全真实的想法（例如，这样或者精疲力竭的日子我多久需要八个小时的睡眠）识别并改变无益的想法（如果现在睡着，我可以睡六个小时……如果现在睡着，我可以睡五个小时）	思维的内容	……纠正所谓"正常"睡眠的神话 ……关于不睡觉会引发什么后果的灾难性想法 ……让人不愿意改变行为的想法 ……关于生活中其他事情的消极想法，这些想法会增加紧张和焦虑，因此提高生理唤醒程度
指定的担忧时间（第11章）	专门留出担忧的时间。在其他时间（包括躺在床上时），如果你发现自己在担心，提醒自己担忧的时间可以在指定的时间用于其他事情上	思维的过程	……躺在床上时头脑活跃，停不下来。尽管是为担忧设计的策略，但经过调整，它也适用于大多数思维过程（比如计划、问题解决或幻想）
正念练习（第12章）	练习有意识地关注当下，不做评判	思维的过程	……躺在床上头脑活跃，停不下来 ……总是非常紧张或焦虑（因此生理唤醒程度高）

续前表

策略	描述	目标	对……最有帮助
认知解离（第12章）	学会暂时放下你的想法，不要紧抓着不放。例如，想象你的想法像电视机屏幕下方的字幕一样闪过，或者在气球里飘走；把你的想法唱出来；用滑稽的声音说出你有这些想法（例如唐老鸭的声音）；感谢大脑让你有这些想法（谢谢头脑）	思维的过程	……躺在床上头脑活跃，停不下来 ……关于不睡觉会引发什么后果的灾难性想法 ……让人不愿意改变行为的想法
接纳/意愿策略（第4章）	接纳事情本来的样子，不去抗争，由此降低唤醒程度 愿意采取更有效的行为，哪怕它们会带来令人不适的感觉和情绪	思维的内容和过程	……想着今晚会睡得怎么样 ……想着失眠的后果 ……犹豫或抗拒疗法的一部分或全部 ……抗争生活中的其他事情（这会提高生理唤醒程度）

练习"放下绳子",采取接纳的态度,放松地面对任何可能发生的事。

如果你醒着躺了不短的时间,你的头脑很活跃,停不下来——充满了幻想、担忧、计划和如何解决问题的想法,我们会从指定的担忧时间开始。

如果你不确定自己对睡眠有怎样的想法,或者不确定睡觉时脑子在干什么,我们建议你采用正念策略,帮助你更了解自己的思维。

如果你对治疗为什么没有用,为什么不想接受医生建议的治疗有着强烈的信念,那我们可能会从认知解离开始,尽管认知重构可能同样是很好的选择。

基于以上阅读的内容,你决定把哪种认知策略纳入你的治疗计划?打算从哪种策略开始?把你的打算写在《睡眠管理日志》"我的个性化治疗计划"上。

帮助睡觉的药物或草药

如果你目前没有使用任何睡眠辅助用品,你可以跳过这个部分,把精力用在行为疗法和一种或多种认知策略上。如果你在使用睡眠辅助用品,那该怎么办呢?对我们来说,睡眠辅助用品指的是你吃进身体,用于改善睡眠的任何东西,包括处方药和非处方的制品,比如天然的褪黑素、甘菊等和人工制造的

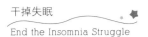

安必恩、艾司唑仑、曲唑酮或思瑞康等。我们使用"睡眠辅助用品"这个词，而不是用"药物"，是因为很多人只认为处方药或非处方药（比如苯海拉明或苯海拉明）属于药物。

让我们面对现实吧：如果睡眠辅助用品很有效，没有引起令人不舒服或不安全的副作用，那你就不会看这本书。或者换种说法，你要么希望除了睡眠辅助用品之外，也使用失眠的认知行为疗法，让睡眠获得更大的改善；要么你想少用或不用睡眠辅助用品。以下是一些常见问题和我们的回答。请记住，我们不是医院里诊断看病开药的医生。我们的目的是提供信息，帮助你成为更有知识的消费者。无论用哪种形式的药物来改善睡眠，事先请咨询内科医生。在"我的个性化治疗计划"中粗略地写下你想如何处置正在使用的睡眠辅助用品。

如果我在使用睡眠辅助用品，我可以使用这种疗法吗？

是的，只要你还有失眠的症状，而且睡眠辅助用品不会影响你遵循治疗指导方针的能力（例如，太昏昏沉沉，想起床的时候没法起来）。我们认为睡眠辅助用品有时会让睡眠问题变得更糟。例如，有些睡眠辅助用品会改变睡眠的构造（也就是睡眠的模式和结构）；有些会让你早晨更疲劳。这会加重失眠的后果，或者让你以为自己睡得比实际的更糟糕。对于睡眠辅助用品对睡眠的构造或其他大脑功能的具体影响，你可以咨询医生或药剂师。

睡眠辅助用品也会影响失眠的认知行为疗法。它们让你不再相信身体在没有辅助的情况下能睡好觉，助长了我们想要反驳的那些想法。另一方面，因为知道服用了短期有效的睡眠辅助用品，所以你不会很焦虑，生理唤醒程度会较低。

如果停止使用我一直在用的睡眠辅助用品，会发生什么？

如果停止使用你每晚都在用的睡眠辅助用品，你会出现我们所说的"反弹性失眠"——一开始失眠症状会恶化。症状的严重程度甚至会超过开始使用睡眠辅助用品之前的程度。我们看到过人们在脱离像唑吡坦、右旋佐匹克隆这样的镇静催眠药，以及像氯硝西泮、劳拉西泮这样的苯二氮䓬类药物后出现的反弹性失眠。我们也治疗过脱离了这些睡眠辅助用品，但没有出现反弹性失眠的人。

了解反弹的可能性很重要，因为你对反弹症状的反应对治疗的影响很大。如果你的想法是："看，我真的很依赖这种药。"那你很可能重新开始服用睡眠辅助用品，而且很苦恼。如果你焦虑地想："哦，不！难道我又回到起点了？这是糟糕时期的开始吗？"那你会进一步加深失眠的恶性循环。相反，如果你泰然地面对反弹症状，那你会很轻松地摆脱睡眠辅助用品，让身体完成自我纠正。

总之，如果你慢慢地脱离睡眠辅助用品，逐渐减少剂量，就不太可能出现反弹性失眠或令人不适的戒断反应。

如果我想摆脱睡眠辅助用品，那应该在认知行为疗法之前、

期间还是之后？

视情况而定。有些临床心理医生会在开始对失眠实施认知行为疗法之前，让来访者戒断睡眠辅助用品。之所以这样做，是因为有几点很有说服力的理由。首先，这种方法确保你所治疗的失眠是它本来的样子，而不是睡眠辅助下的失眠。例如，有时来访者会告诉我们，他们以前入睡困难，现在使用了睡眠辅助用品后，他们很快就能睡着，只是中间会醒很多次。其次，如果在开始认知行为疗法之前停止使用睡眠辅助用品，日后你就不会出现反弹性失眠，这会让人以为是认知行为疗法成功治疗后的复发。再次，睡眠辅助用品的药效会让来访者很难遵从行为疗法的指导方针。例如，你醒来时昏昏沉沉，没办法很快起床。最后，如果睡眠辅助用品的效果足够好，你就没机会运用刺激控制或睡眠限制疗法了。

如果你急于做出改变，希望有一些应对失眠的工具，那我们通常会建议你在停止使用睡眠辅助用品之前就开始认知行为疗法。如果你想慢慢戒断药物，又不想等几个月后才开始其他治疗措施，那我们也建议你早些开始采用认知行为疗法。

如果我现在睡得很好，但我想停止使用睡眠辅助用品，我应该如何使用认知行为疗法？

首先，我们建议你现在就开始练习认知技能。你可以用这些技能来应对失眠，防止其恶性循环的加剧。这些技能还能帮助你克服你对停止使用睡眠辅助用品的担忧。我们也建议你规划自己的行为疗法：决定使用哪些策略，阅读哪些相关的章节，并尽可能完整地填写相关的工作表。如果在停用睡眠辅助用品后，失眠确实复发了，之前的练习可以让你迅速做出反应。

在进行刺激控制或睡眠限制疗法时，我能不能偶尔服用点辅助用品，让我好好睡一晚上？

我们建议你不要这样做，除非出现了情有可原的情况。这两种疗法都在某种程度上依赖于你持续睡得较少，其目的是培养睡眠欲望（见第 2 章）。我们认为情有可原的情况因人而异。它取决于你的病史、心理健康状况，以及你目前的职责和责任。

我在服用褪黑素，不想停。最好的服用方法是什么？

褪黑素是天黑后身体自然分泌的一种激素。它会启动一系列事件，告诉你的大脑该睡觉了。在整个晚上，褪黑素的水平都会比较高。白天时身体停止分泌褪黑素。

关于褪黑素补充剂对失眠有帮助、有害，还是没影响，存在着广泛的争议。有些临床医生认为晚上任何时候服用褪黑素都可以，因为整个晚上身体中的褪黑素水平都很高。有些医生则认为太阳落山很长时间之后（比如上床睡觉时或半夜时）体内褪黑素的增加会混淆生物钟，扰乱你的昼夜节律。这些医生建议服用褪黑素的时间比大多数人服用的时间早，比如晚上7:00 到 9:00。

人们普遍赞同在适当的时间服用褪黑素能改善倒班、时差

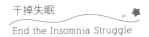

和昼夜节律紊乱造成的睡眠问题。与我们合作的睡眠内科医生建议的褪黑素补充剂剂量（0.3~3 毫克）比我们的很多来访者服用的剂量小。

如果为了治疗其他疾病而在服用药物，那该怎么办？

有些用于治疗失眠的药物也会被用于治疗其他疾病。例如曲唑酮被用于治疗抑郁症，喹硫平也被用于治疗双相障碍或精神病，苯二氮可能被用于治疗焦虑。这就是为什么我们要求你在改变睡眠辅助用品前要咨询医生——我们不希望你无意中停止对其他疾病的治疗。

有些药物会造成失眠，比如像安非他酮、阿得拉（右旋安非他命 / 苯丙胺）这样的兴奋类药物和解充血药（比如假麻黄碱）。如果服用得太晚，它们会干扰睡眠。如果你服用药物，应该问一问药剂师，它们是否会造成睡眠问题。然后咨询内科医生是否在其他时间服用或改变服用的剂量会有帮助。

●○●●●○●

此时你对于睡眠的工作原理，你的行为和想法如何维持着你现有的睡眠问题，以及认知行为疗法如何能改变你的行为和想法，使你恢复正常的睡眠已经有了基本的了解。你要做的是要么开始治疗失眠，要么先治疗神经疾病（比如睡眠呼吸暂停）或昼夜节律紊乱，然后再开始阅读本书，因为你同时存在失眠问题。

希望你在不断记录睡眠日志。你已经进行了愿意不睡觉的练习，开始接纳晚上可能发生的任何事情。你已经完成了本章的练习，制订了个性化的治疗计划。如果你愿意接受你所选的行为疗法，那你现在应该阅读相关章节，开始治疗。开始行为疗法后，你就可以开始阅读和练习认知策略了，它们也是你的治疗计划的一部分。

如果你还没准备好开始行为疗法，那我们建议你阅读接下来的两章，看一看更多详细的信息是否能提升你的意愿。如果能，你将开始行为疗法，然后继续了解认知策略。如果不能，你会从认知策略开始，先解决对导致你不愿接受行为疗法的想法和情感。如果你依然不愿意，那你可以在专业人士的帮助下使用本书，或者和同样有睡眠问题的伙伴一起使用。

最后，如果你一直在使用睡眠辅助用品，你可以继续使用，或者减少使用，或者决定在认知行为疗法之前、期间或之后停止使用。关于什么时候停用最合适，以及如何逐渐减少睡眠辅助用品的使用，你可以咨询专业人士。

准备好了吗？让我们出发吧！

Part2

干掉失眠的方法

这部分会探讨行为策略，它是认知行为疗法的主干。我们会把你当作我们的来访者一样对待，在每一章中对你进行手把手的指导。我们会帮助你理解这个富有挑战性的策略的基本原理；我们会给予你细致的指导，还会回答来访者经常提出的常见问题；我们会帮助你预见可能会遇到的阻碍，并不断提醒你记录你的进步。

即使在最理想的情况下，行为改变也是很难的，更何况你已经被失眠折磨了几个月、几年，甚至几十年。这个部分介绍的治疗确实需要你付出很大的努力。虽然一开始它们会让你感到更加疲惫，但它们确实会产生效果。如果没有看到它们对我们的来访者产生惊人的效果，我们是不会让你做这些困难的或令人不适的事情的。如果我们知道有更简单、更舒服的方法，也不会让你付出这么大的努力。

我们希望你把这部分治疗看作"让计划执行到位"的部分。我们不会要求你永远做出这些行为改变，现在开始做出改变就足够了。在第14章中，我们会帮助你判断什么时候以及如何退出行为治疗计划。

翻阅《睡眠管理日志》"我的个性化治疗计划"里你所制订的治疗计划看看你选择的是刺激控制疗法，还是睡眠限制疗法，或是两者结合的方法，然后阅读相关的章节。

第 6 章

难入睡、醒太早：刺激控制疗法

让我们以一个典型的睡眠良好的人为例。假设她每晚平均睡八个小时，睡前会看书，直到眼皮发沉，没法再接着看，这通常要花大约 30 分钟的时间。接着，她关上灯，很快就睡着了，并且一晚上不醒，除了偶尔起来上厕所花费几分钟。她在床上的时间是八个半小时，睡觉的时间是八个小时，也就是说 94% 的躺在床上的时间都在睡觉。因此，大脑将床和睡觉紧密联系在一起。她可以在床上做其他事情（阅读），而不会干扰睡眠，因为 90% 以上的躺在床上的时间里，她在睡觉。在潜意识层面上，她的大脑知道：床等于睡觉。当晚上上床时，她的大脑就开始为睡觉做准备。她还能在床上做其他什么事呢？床就是用来睡觉的，不是吗？

现在假设这个女人遭遇了一些生活变故，导致她关灯后不再能很快入睡。相反，她的脑子停不下来：我能适应新的工作岗位吗？如果他们觉得给我升职是个错误，我该怎么办？我是不是不得不工作更长的时间，那我的丈夫汤姆和孩子们会如何应对这件事？梅丽莎在学业上开始出现问题了，但我现在需要把更多的时间投入到工作中，我怎么能了解她最新的学业情况？我会是个糟糕的妈妈吗？我是个糟糕的妈妈，比如昨天，我为什么要对赖安大吼大叫？他其实没做错什么……她试图睡觉，但脑子喋喋不休。现在她每晚大约睡六个小时。每天到晚上时她都感到精疲力竭，所以早早就上床，希望能多睡会儿。她躺在床上的时间不再是八个半小时，而是九个小时，后来增加到九个半小时。她的睡眠确实增加了一点，但依然只有大约六个半小时。现在她睡觉的时间只占躺在床上的时间的 68%，大约三分之二。她不只在床上睡觉、看书，还醒着躺在床上担忧。床不再等于睡觉。床等于睡觉或看书或担忧或醒着躺着。当晚上上床时，她的大脑不会自动为睡觉做好准备。为什么要做准备呢？这可能是她看书、担心或只是躺在那里的时间。一段时间后，她的睡眠问题越来越严重。当她半夜醒来上厕所的时候，她的脑子会变得活跃起来。现在她不但入睡困难，而且半夜会醒很长时间。

　　刺激控制疗法可以帮助你重新训练大脑，让它把床和睡觉紧密联系起来。为此，我们要尽量减少床和其他事物的联系，包括其他活动（比如看书或看电视）和内在的唤醒状态（比如沮丧、紧张、担忧或恐惧）。当上床时，你给大脑和身体的选择应该很少。我们还想弱化睡觉和床以外的其他地方的联系。也就是说，你的床只能用来睡觉和做爱，你只能在床上睡觉。刺激控制疗法是最早被用于治疗失眠的行为疗法。我们的临床经验和对照研究可以证明，这种方法很有效。

谁应该采用刺激控制疗法

正如我们在第 5 章中提到的，刺激控制和睡眠限制可能对你都有效，所以我们建议你选一个你最愿意认真执行的疗法。但是，基于你的睡眠模式，可能其中一种疗法更适合你。如果你符合以下情况，那刺激控制疗法可能会更适合你：

- 你的失眠形式是难入睡，中间醒得时间长，或者醒得太早；
- 睡不着时你也会在床上躺着，或者在床上或卧室里干睡觉和做爱以外的其他事；
- 在你的床以外的地方睡觉（比如沙发或客房）；
- 在其他房间里时，你会觉得很困，等上床时你却很警醒或者很焦虑；
- 在家以外的地方你睡得更好。

如果你存在以下情况，那我们建议你采用睡眠限制疗法：

- 你的睡眠断断续续，不踏实，不解乏，但你其实没有醒；
- 一晚上醒很多次，但醒的时间很短；
- 你服用的药物或患有的疾病不允许你半夜起床，因为

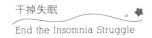

你起床困难，或者这样做不安全；

- 你不愿意离开床，即使在后文中了解到这样做会妨碍你睡好觉。

刺激控制疗法的基本做法

1. 床和卧室只用来睡觉和做爱。
2. 只在困的时候上床睡觉。
3. 只要半夜醒来超过 20 分钟，就离开卧室，做些枯燥的或令人放松的事情。
4. 当你困了再返回床上（不要在其他房间里睡觉）。
5. 需要时重复第 3 点和第 4 点。
6. 在固定时间起床——无论睡得如何，每天都在相同的时间起床。
7. 白天不要小睡。

刺激控制疗法的详细指导

让我们更细致地探讨刺激控制疗法的每一步。很多时候人们以为自己在进行刺激控制，但追问起来时，我们发现他们遗漏了一些细节。根据我们的经验来看，这些细节很重要。我们会仔细地指导你，确保你能从刺激控制疗法中获得最大益处。

1. 床和卧室只用来睡觉和做爱。

记住，我们希望床会让大脑想到睡觉，而且只想到睡觉。

清点一下，你在床上或卧室里还做其他什么事情。看电视？玩手机、平板电脑或笔记本电脑？看书？和床伴聊天？工作或付账单？躺在床上翻来覆去（反复想过去的事情）、担心、做打算、解决问题或幻想？

如果你对以上其中一个问题的回答是肯定的，那么想一想除了卧室，你可以在其他什么地方做这些事情。把你的电子产品放到其他地方；在其他房间里选个地方看书、工作或支付账单；运用"指定的担忧时间"（第 11 章）；在其他时间其他地方想事。为什么除了做爱，其他事情都不允许在床上做？布特辛（Bootzin）和佩里斯（Perlis）的解释是，大多数人"对于在哪儿做爱，不是很有创意"。

2. 只在困的时候上床睡觉。

这比听起来的复杂一点。我们希望你困了再上床睡觉，这样你更有可能很快入睡（记住，我们在争取使床等于睡觉）。不过在始终如一的时间上床睡觉也是有帮助的。所以我们建议你选一个上床睡觉的时间，设法让自己每天晚上到那个时间就困了，比如提前大约 60 分钟开始放松，完成你的睡前例行事务（如洗漱，换睡衣），就好像你打算在设定的时间上床睡觉。如果你困了，就关灯，上床睡觉。如果你不困，就不要进卧室，做些有助于让你感到困的事情，一旦觉得困就上床。

有一个例外情况：有些人只有躺在黑暗的房间里才会觉得困。如果这和你的情况类似，你可以试着每天晚上在设定的睡觉时间上床，无论你是否很困。如果过了大约 20 分钟你还没睡着，你就起床（见第 3 章）。

3. 只要半夜醒来超过 20 分钟，就离开卧室，做些枯燥的或令人放松的事情。

刺激控制疗法最初的指示是，如果醒来超过 10 分钟就应该起床。我们建议你在尝试了 20 分钟却还睡不着后离开卧室。一方面，我们想限制你醒着躺在床上的时间。另一方面，用 20 分钟入睡完全是正常的，我们不想设定不现实的期望。鉴于我们的主要目标是重新训练你的大脑，所以如果你很警醒，很烦闷或很焦虑，知道自己短时间内睡不着，那你可以早点下床。

以下是其他需要注意的地方。《睡眠管理日志》中的"我的刺激控制治疗计划"有一些指南，告诉你如果睡不着，可以去什么地方，以及干什么事情。

- 不要看表，除非你觉得肯定到 20 分钟了再看表。通过练习，你的估计会越来越准。
- 提前计划，知道如果睡不着应该去哪儿，应该做什么。准备好材料。
- 用低亮度照明设备。如果你用带背光的屏幕阅读，那就尽量调低亮度，并且环境中不要有灯光。如果不是用带背光的屏幕阅读，那就使用低亮度的灯泡（大约25 瓦）。黑暗可以让大脑知道现在是晚上，灯光具有刺激性。有人建议不要使用带屏幕的设备（手机、电子阅读器、电脑），因为屏幕会发出光。如果你不愿意放弃电子设备，那你可以戴一副太阳镜，隔离光谱中的蓝光。这样的眼镜可以在网上买到。

- 选择无聊乏味或令人放松的活动，比如叠衣服、熨衣服、织毛衣、看书、听电子书或听播客，不要选择刺激性的活动。选择你可以在任何时候放下的事情（比如不复杂的毛线活、文章短小的杂志、以前读过的书）。如果你选择读或听一些东西，要挑选不会让大脑很活跃的资料。这因人而异：有些人可以读和工作有关的资料，而有些人则不能；有些人可以看或听新闻，而有些人会因为新闻而感到烦恼。

- 不要选择能让你的效率很高的活动。你不应该做很多家务或阅读很多与工作有关的文字，这会让大脑认为晚上是工作效率高的时间。

- 预期可能出现的困难并解决它们。例如，如果因为房间太冷使你不愿起床，那在床边放一件浴袍和一双拖鞋，在你起床后要坐的地方放一床毯子。如果你知道你会口渴，而去厨房要走一段楼梯，那就事先在床头准备好水。

4. 当你困了再返回床上（不要在其他房间里睡觉）。

对于下床待多长时间并没有规定。也许几分钟后你就觉得困了，会重新回到床上，也许要过几个小时，也许直到早晨你都不困。一旦发现自己困了就重新回到床上，给自己 20 分钟时

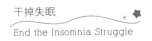
间再次入睡。

就像晚上一开始上床睡觉时一样，这里有一个例外。如果你知道自己只有躺在黑暗的房间里才会觉得困，那你可以在一段时间后回到床上，比如 20 分钟。

记住，加强床和睡眠之间的联系的一部分关键做法在于，只在卧室的床上睡觉。因此，即使进入卧室会让你更警醒，但只要你不在其他地方睡觉，刺激控制策略的效果会随着时间的推移而变得越来越好。

5. 需要时重复第 3 点和第 4 点。

你在晚上可能上下床很多次，也可能上下床一次，或者根本不下床。

6. 在固定时间起床——无论睡得如何，每天在相同的时间起床。

我们常说如果你只愿意做一件有助于睡眠的事情，那就是每天在相同的时间起床。这一点的重要性怎么强调都不为过。

在固定时间起床有助于建立规律的睡眠-清醒节律，这有利于健康的睡眠，减少白天的困倦。如果你有时候起得很晚，过不了多长时间又到晚上睡觉的时间，你的睡眠欲望会不足，可能使你很难快速入睡。

标准的刺激控制疗法指出，在非工作日你可以晚起一个小时。我们通常建议你不要这样做，由此你可以充分获得固定起居时间的所有效力。如果出现了以下情况，我们很可能赞同在非工作日晚些起床：（1）工作日不得不比你自然的昼夜节律更早起床；（2）严重睡眠不足（不是睡得零零碎碎，但总时间够）。在这些情况下，每周两个早晨多睡一会儿会减轻你的疲劳，尽管晚起了，但总的来说你在睡眠上依然欠债，所以在固定的上床睡觉时间你还会很快入睡。如果你在非工作日晚起，并发现第二天晚上睡得不好，那我们建议你还是坚持每天在固定的时间起床。

在设定上床睡觉和起床的时间时，我们建议你所选择的睡眠窗口①不超过你认为你每晚所需的睡眠时间。例如，如果你需要八个小时的睡眠，可以选择晚上 10:30 睡觉，早晨 6:30 起床，而不是晚上 9:30 睡觉，早晨 7:00 起床。因为你估计半夜会醒，所以很自然会给自己更大的睡眠窗口。但是这会产生事与愿违的效果。你会在睡眠限制疗法或两者相结合的疗法中看到相关的解释。

7. 白天不要小睡。

小睡会使你丧失睡眠剥夺形成的优势，睡眠剥夺有助于你快速入睡，入睡后保持睡眠。此外，白天睡觉会减弱夜晚和睡眠之间的联系，而你应该强化这个联系。最后，人们白天小睡时通常不会在自己的床上。记住，为了加强床和睡眠之间的联

---

① 指关灯睡觉和最后起床之间的时间。

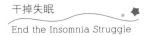

系，你应该只在自己的床上睡觉。

常见问题（及解答）或常见障碍（及解决方法）

但是我真的很喜欢在床上看书！我不得不彻底放弃它吗？

首先，你不是非要做什么事情。对自己说你不得不做某事其实会起阻碍作用。但是你可以选择遵循这条指导方针，因为你希望这种方法会有效。

其次，你不用永远放弃这种做法。我们建议人们把这个过程想成"执行一项计划"。现在你在进行刺激控制，我们建议你完全按照要求来做，让它可以发挥作用。当你的睡眠改善了，你可以选择重新开始在床上阅读。如果你依然能睡得很好，那非常棒！如果你的睡眠开始变糟，你可能会认为在其他地方阅读是值得的。我们帮助过的很多人吃惊地发现，在床以外的地方看书或看电视（或做其他原来在床上做的事情），睡觉时再上床其实很容易做到。你不必停止做现在睡觉前会做的事情，我们只是建议你在床以外的地方做。

小睡有什么问题？我们的文化提倡午睡！

就像对在床上阅读或做其他事情一样，我们没有要求你永远放弃小睡。但是白天的小睡会弱化睡眠与夜晚的联系。既然你在用刺激控制疗法治疗晚上的失眠，所以我们希望你只在晚上睡觉。另外，你应该还记得在第 2 章里，我们提到过清醒的时间越长，你的睡眠欲望就越强，小睡会在一定程度上减弱睡眠欲望。我们希望在固定的上床睡觉时间，你的睡眠欲望尽量高，以促进快速入睡。

除了卧室，我没有其他地方。

我们的来访者有的住在一居室的公寓里，有的需要在外出住旅馆的时候坚持执行刺激控制疗法。尽管理想的情况是你只在卧室里睡觉和做爱，但在房间很紧张的情况下你依然可以执行刺激控制。例如，我们治疗过的一位女性在小号双人床的一边阅读，在另一边睡觉。有些人很有创意，会用大枕头在地上安置一个舒服的地方。一个经常出差的男性养成了在酒店入住的楼层里找椅子的习惯（他发现电梯旁边通常有一把椅子）。如果需要离开床，他会带着书（和房间钥匙）坐到那把椅子上。另一个来访者在度假住酒店时，会把毯子和枕头铺在浴缸里，当和他同房间的家人睡觉时，他就在那里看书。

即使在我睡得好的时候，我也需要 30 分钟入睡。难道我也应该 20 分钟睡不着就起床吗？

大多数临床治疗师会建议你 20 分钟后起床，认为如果超过 20 分钟，你会把床和清醒联系起来。我们对此很矛盾，因为我们希望你保持自然的睡眠节律，不想把 30 分钟入睡归为病态。我们通常建议人们做个实验，找到有效的方式。如果你在床上躺了 30 分钟还没睡着，却不感到沮丧或焦虑，那晚上一开始睡觉时可以这样做。但如果半夜醒了，你就不要给自己那么长的入睡时间了。如果你开始感到沮丧或焦虑，我们建议你尽快起床。

我从来不觉得很困。我应该什么时候上床（或重新回到床上）？（或者留意我是否困到可以重新回到床上了会让我更警醒。我该怎么办？）

如果你从来不觉得很困，那就在设定好的时间上床睡觉。首先，认真考虑设定好的时间是否符合你自然的睡眠-清醒节律。如果你知道你是个夜猫子，我们建议你把上床睡觉的时间定在晚上 10:00 之后，即使为了工作或其他事情不得不早起。如果你躺在床上时都在睡觉，但没有获得足够的睡眠，你可以一点点往前移你的上床睡觉时间，看你是否能改变你的生物钟（见附录 1）。

至于离开后重新回到床上，如果你通常不觉得困或者留意自己困的迹象不会让你感到焦虑，你可以使用 20 分钟的经验法则。如果你显然无法很快入睡，你可以再次起床。

我总是很疲惫。对于你所说的困了再上床的建议，我应该怎么办？

疲惫不同于困倦。我们所说的困意味着你觉得自己能睡着。困的其他表现包括打哈欠、眼皮发沉、抬不起来或者打瞌睡。

我那么缺觉，难道不应该躺在床上休息吗？即使我没睡踏实，但至少我不是完全清醒，也不是很警醒。

如果你不睡觉，只是躺在床上休息，第二天你或许会感觉好些，但这是非常短期的好处，长期会加重失眠的恶性循环。此外，我们治疗过的大多数人并不认为躺在床上休息确实让他们感觉不错，他们只是以为不躺着一定会让他们感觉更不好。你可以利用睡眠日志上的疲劳分数，看一看躺在床上休息之后是否让你感觉好多了（阅读以下内容，了解为什么一开始执行刺激控制会让你感觉更糟）。

我得了感冒或流感。我应该怎么做？

在生病时我们的身体确实需要更多的休息。在坚持基本原则的情况下尽量休息：在沙发或椅子上休息，在床上睡觉。如果你睡得多，在床上的时间就会很多。如果你需要很多休息，但睡不着，你待在沙发上的时间就会很多。

半夜醒来我不会看表，因为这会让我焦虑或警醒。我怎么能知道我醒了有 20 分钟了？

尽管你可以凭借你对时间的直觉，但大多数人估计得很不准。我们建议你准备一块秒表。当你醒了，伸手启动它（最好还闭着眼睛）。当你认为该起床的时候可以看一看过去了多长时间（不用看表）。

我很喜欢睡得少点，把夜里很多时间用来看书，听播客，看电视，高效率地做事……这有什么问题吗？

视情况而定。如果你利用的是本来应该醒着的时间，祝贺你摆脱了失眠的暴政。即使你没有睡得更好，但至少你没有因为失眠而放弃很多，它没有控制你的生活。这很好。但是，如果你真的很喜欢把半夜里的两个小时用来完成工作或做让人放松的事情，那你在训练大脑在本应该睡觉的时间里醒着。

如果半夜起床，我会吃东西。这样可以吗？

睡觉期间最好不要养成吃东西的习惯。白天摄取足够的热量，使你的身体整晚不需要补充热量。食（见第9章相关内容）。如果你偶尔饿得睡不着，吃点零食会有帮助，但是不要养成睡觉前吃零食的习惯。

我不愿（放弃床上的其他活动，如果没睡觉就起床）。

即使你不愿意做某事，依然可以做它。试一试这个练习：说三遍"我不愿举起我的胳膊"。说第二遍的时候，开始举起你的胳膊。一直高举着，直到你说完第三遍。你可以举起你的胳膊，哪怕大脑在说你不愿意这样做吗？这看起来很傻，但我们建议你练习一天：一边开窗一边说"我不想开窗"，或者一边关灯一边说"我不想关灯"（与之类似，如果你觉得自己起不来床，可以做"我举不起胳膊"和"我不能开窗"的练习）。不管头脑说想不想，能不能，练习做一些事情。如果你不愿意遵循刺激控制疗法的指导方针，那可以考虑睡眠控制。如果你不能选择睡眠控制（根据第5章的练习，或者你也不愿意接受这个疗法），那可以从认知策略开始，尤其是解决那些使你不愿执行行为疗法的想法。

我很担心我会太疲劳，没法做必须要做的事情，或者休息减少会危害我的健康。

在感觉好起来之前，你可能会感觉更糟，也可能不会。我们建议你在计划时考虑到这种可能性，包括时间的选择和安全性。例如，如果你下周有重要的截止日期或重要的活动，你可以等这些事情过去之后再开始治疗。如果你担心这样做会影响你驾驶的安全，可以考虑搭别人的车，乘坐公共交通，或者步行。如果你是公交车司机或长途卡车司机，你可以在休假一周时开始治疗，看你白天是否更困了，工作期间执行这种疗法是否安全。

我尽量按疗法的要求做，但有时候我会在沙发上睡着了（早晨醒来后，中午、傍晚）。我太累了！

我们理解。以下有几个方法曾经帮助我们的来访者在不该睡觉的时候保持清醒：坐着，不要倒着或躺着，拿着一个装满冰的玻璃杯——如果你开始打盹，很快就会有反馈；如果有人和你在一起，让他们帮你保持清醒；如果你开始闭眼，站起来，走出房间（围着街区散步，拜访朋友）或者做开合跳，上下几次楼梯。

预期的效果

你也许想知道这个疗法多久会开始起效。你的睡眠几乎马上会改善：你知道你有治疗计划，不会醒着在床上躺好几个小

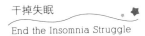

时。这会带给你更大解脱，因此降低身体的唤醒程度，使你更容易入睡。这个计划的存在对有些人很有效果，他们甚至不用下床。或者因为你重新获得了曾被失眠占据的时间，因此很快得到了改善。即使你没有睡得更多，但起床做些自己喜欢做的事，也会让你感觉好很多。

不过对大多数人来说，改善需要时间。重新训练你的大脑需要几周的时间。在最初几个夜晚，你需要适应新的方式，你会对治疗感到有些焦虑，所以会睡得比平时更差。在这个时候人们常会给我们打电话，我们让他们放心。我们通常的答复是焦虑或担心是很正常的，我们坚信如果你充分执行并坚持，治疗一定会有效。我们也会这样鼓励你。

因为一开始你可能会睡得更少，所以会感觉更糟。假设你睡不着，下了床，30 分钟后又上床。如果你一直躺在床上，可能五分钟后就又睡着了，因此刺激控制疗法耗费了你 25 分钟的睡觉时间。看到这些是否让你开始焦虑？我们知道对于长期失眠的你来说，很难拿宝贵的睡觉时间冒险。记住，你之所以现在在读这本书，是因为你目前的做法不管用。你是否愿意承受短期的痛苦以获得长期的收益？我们说得并不轻率。我们知道这很难，之所以让你做这么困难的事情，是因为我们看到受失眠折磨几年甚至几十年的人在愿意承受最初更糟糕的体验之后，获得了显著的改善。

无论你很快得到改善，还是数周之后得到改善，你的改善都不是线性的。你会"前进两步，退后一步"。试一试以下这个练习：站起来，挑选一个距离你大约 10 英尺 [①] 的目的地。向你的目的地前进两步，然后倒退一步。如果你坚持这样做，最后会到哪儿？和不断前进相比，这样的方式不会很快需要付出更多的努力，但只要坚持依然能抵达目的地。

最终，你能走到哪儿很大程度上取决于你对倒退的反应。如果你的反应是恐惧或极度沮丧，你的身体唤醒程度会更高，晚上醒来后会更难再次入睡，或者第二天晚上一开始就会难以入睡。你或许还会彻底防止治疗。这种对暂时倒退的反应会让你一直停留在原地。相反，如果你能采取接纳的态度，晚上睡觉时顺其自然（第 4 章）并坚持治疗计划，一步倒退很可能会紧接着两步前进。

你的刺激控制治疗计划

用《睡眠管理日志》中"我的刺激控制治疗计划"设计你的个性化刺激控制治疗计划。思考计划的每个部分（你要去哪儿？你要做什么？），为成功做必要的准备。完成之后，问自己是否愿意投入地执行这个计划。你不需要投入几周。你愿意在接下来的 24 小时里投入地执行你的刺激控制治疗计划吗？

---

① 1 英尺 ≈ 0.3048 米。——译者注

○○○●●○○

　　开始了刺激控制疗法后，你会想开始进行在《睡眠管理日志》中"我的个性化治疗计划"所选的其他治疗组成部分，但是不要让它们分散了你对刺激控制疗法的投入。记住，我们宁可你充分地执行治疗的一个组成部分，也不愿你以打了折扣的方式执行治疗的几个组成部分。

　　记录每晚的睡眠数据，继续追踪你的睡眠。遵循我们的指导，用箭头表示你醒来下床。这有助于评估你遵循计划的严格程度。在每周末，计算平均的睡眠时间、躺在床上的时间和睡眠效率。把周平均值记录在睡眠数据总结表（简化版）或睡眠数据总结表（扩展版）中。当你开始刺激控制疗法或治疗计划的其他部分时，可以用这张总结表追踪效果。

如何评估你的进步，以及何时考虑其他计划

　　在第 13 章中，我们会帮助你在六到八周后详细评估你的治疗计划。但在那之前你可能想得到一些反馈。每周花几分钟看一看你所收集的数据。和你开始治疗计划之前的几周相比，总睡眠时间是否增加了一点？睡得是否更踏实一点了（睡眠数据上的直线更多，波浪线更少了）？你是否入睡更快？半夜醒来的时间是否更少了？白天感觉如何？

　　我们建议你即使没有明显的进步也要坚持几周。让你的大脑把床和睡眠匹配起来需要一些时间。毕竟，它把床和失眠联

系在一起已经有几个月或几年了。研究通常会检验六周的治疗计划，因此不要太早放弃。当你给刺激控制疗法添加治疗计划的其他部分后，比如认知策略，治疗效果会更好。

我们还建议你每周都检查自己是否在严格遵循刺激控制疗法的指导。回顾指导，查看你的睡眠数据。你醒后躺在床上的时间是否超过了 20 分钟？你是否在沙发上睡过觉？你是否在固定的时间起床，是否有睡懒觉的时候，或者起床后又回到床上？你是否做了刺激性或让你清醒的活动？我们吃惊地发现，没有严格遵守刺激控制疗法指导的人常常认为他们在进行治疗。

如果你的睡眠没有改善，或者改善得不像你希望的那么快，只要还有改进的空间，我们首先会建议你更彻底地执行刺激控制疗法。你愿意再次执行刺激控制疗法吗？

如果你彻底地执行了三四周，没有看到一点改善，那么也许是时候换成睡眠限制疗法或添加睡眠限制疗法了；如果你不愿意彻底地执行刺激控制疗法，你也可以考虑换成睡眠限制疗法；如果睡眠限制疗法对你来说不安全，或者你也不愿意从事这种治疗，你可以把注意力转向认知策略。

或者是时候寻求认知行为疗法专业人士的支持了。你准备好投入进来了吗？祝你在这部分冒险中有好运。

第 7 章

睡不实、不解乏：睡眠限制疗法

你也许记得在第 3 章中，我们谈到你对睡眠不佳的反应会影响你的睡眠问题是否会成为长期问题。一种常见的反应是花更多的时间尝试睡觉。你躺在床上的时间会越来越长。或许你上床睡觉和最终起床之间的时间变得更长了，半夜醒来躺在床上的时间也变长了。或许你白天打瞌睡；每天晚上都试图补觉，或者只在周末补觉。随着你花更多的时间尝试睡觉，你的睡眠效率变得更低了。你可能睡得很轻，睡得不熟，醒来后觉得不解乏，或者一晚上醒很多次。例如，如果你通常睡六个小时，你会说："是啊，但那不是六个小时的熟睡。"

在睡眠限制疗法中，我们会限制睡眠窗口（你用来睡觉的时间），让它和你目前真正的睡眠时间相符。结果怎样？你的睡眠可能变踏实了：你的睡眠会整合起来，中间醒得很少，睡眠变深，变得更解乏。一开始白天还会有失眠造成的影响（比如疲惫或头脑不清醒），因为你依然睡眠不足。但是，当你建立起踏实睡眠的基础后，我们就可以在此基础上帮你恢复健康的睡眠量。

谁应该运用睡眠限制疗法

正如我们在第 5 章中提到的，睡眠限制和刺激控制可能都会对你有效，所以我们通常的建议是选择一个你最愿意彻底执行的疗法。虽然这么说，但如果以下描述符合你的情况，我们更建议你采用睡眠限制疗法。

- 你的睡眠不踏实、断断续续或者不解乏，但并没有完全醒。
- 一晚上有很多次短暂的清醒。
- 因为运动问题，你没办法实施刺激控制疗法，因为睡不着就起床对你来说不安全。

如果以下描述符合你的情况，我们建议从刺激控制疗法开始：

- 目前有些晚上你能获得充足的睡眠，你不愿意放弃它们。
- 你不愿意限制自己在床上的时间，即使通过阅读本章后面的部分，你认识到它是一个障碍。

睡眠限制疗法的基本做法

1. 用《睡眠管理日志》上 10 到 14 天的睡眠数据计算你的平均总睡眠时间（TST）、躺在床上的平均时间（TIB）和睡眠效率（SE）。如果睡眠效率低于 90%（老年人低于 85%），那么继续。

2. 限制躺在床上的时间，让它与平均总睡眠时间一致，但不要少于五个小时。为此，你需要设定固定的上床睡觉时间和起床时间。

3. 白天不要小睡。

4. 发生以下情况时，调整你躺在床上的时间：
   • 如果超过一周你的平均睡眠效率为 90% 以上（老年人为 85% 以上），那么躺在床上的时间可以增加 15 分钟。
   • 如果一周的平均睡眠效率低于 85%（老年人低于 80%），把你躺在床上的时间减少为目前平均的总睡眠时间，但不少于五个小时。
   • 如果你的睡眠效率为 85%~89%（老年人为 80%~84%），不用做改变。

5. 重复第 4 点，直到你达到了目标的睡眠时间。

6. 每天晚上继续记录睡眠数据。

睡眠限制疗法的详细指导

现在让我们详细讲解每个步骤。尽管从概念上看，这些步

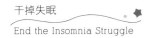

骤似乎很简单，但当来访者开始实际做的时候，他们常会提出一些问题。

1. 用《睡眠管理日志》上 10 到 14 天的睡眠数据计算你的平均总睡眠时间（TST）、躺在床上的平均时间（TIB）和睡眠效率（SE）。如果睡眠效率低于 90%（老年人低于 85%），那么继续。

睡眠效率就是睡觉时间占躺在床上的时间的比率。大多数人会过一段时间后才睡着（10 到 20 分钟）。中间短暂地醒一两次也完全正常（取决于你的年龄和其他因素）。因此我们期望 100% 的睡眠效率。年轻人和成年人的目标是 90%，老年人的目标是 85%，因为随着年龄的增长，人们醒着的时间会变长。

有时候哪怕你平均的睡眠效率超过了 90%，也应该使用睡眠限制疗法。例如，如果只是在使用睡眠辅助用品的夜晚才能达到很高的睡眠效率，那这会拉升你的平均值。你可以计算一下不使用睡眠辅助用品的夜晚的平均总睡眠时间。这就是你最初实施睡眠限制疗法的基础。另外，如果你不睡觉的时候就不躺在床上，那从理论上看，你睡眠效率超过了 90%，但在一开始上床睡觉和最后起床之间睡觉的时间不足 90%，那睡觉限制疗法对你也一定会有效。

2. 限制躺在床上的时间，让它与平均总睡眠时间一致，但不要少于五个小时。为此，你需要设定固定的上床睡觉时间和起床时间。

记住，最好用 10 到 14 天的睡眠数据来计算你目前的平均总睡眠时间。如果目前你的平均总睡眠时间超过五个小时，那你可以让躺在床上的时间与平均总睡眠时间保持一致。否则，你应该把躺在床上的时间设定为五个小时。这种疗法的设计者一开始设定的限额仅为 4 小时 30 分钟，后来增加到五个小时，因为低于五个小时会在治疗之初造成严重的睡眠剥夺，益处不足以覆盖损失。

确定了你会在床上躺多长时间后，如何选择时间段？对此存在着不同观点。我们会分享睡眠限制疗法设计者的观点：我们建议根据你睡得最好的时间段来设定睡眠窗口。例如，如果你很容易入睡，而且在醒来之前能熟睡几个小时，那睡眠窗口开始的时间就应该是你理想的上床睡觉时间。如果你入睡很困难，大约凌晨 3:00 才会沉沉睡去，那把睡眠窗口设为夜晚的后一部分，醒来的时间应该是你理想的起床时间。如果躺在床上的中间时段是你睡得最香的时候，那剔除掉两端的时间。如果你的睡眠没有固定的模式或者一晚上都睡得不踏实，想一想什么样的时间规划对你来说最容易。是熬夜更容易，还是早起更容易？

如果经过所有这些考虑，你依然不确定，我们的默认设置是晚点上床睡觉，在理想的醒来时间起床。我们这样设定的原因是：（1）大多数来访者说晚睡比早起更容易；（2）固定的起床时间是内在时钟最好的锚，如果你一开始就是在理想的起床时间起床，那在治疗期间就不必做调整了。

理想的上床睡觉时间指的是如果对睡眠进行管理，你希望的上床时间。如果你一般晚上 10:30 睡到早晨 6:00，但因为太累，曾经晚上 9:00 就上床睡觉了，那你的睡眠窗口的开始时间不要早于晚上 10:30。理想的起床时间不是指你可以睡到几点就几点起，而是指为了履行职责（照顾孩子、工作、上学）或参加活动（礼拜、跑步），你必须起床的最早时间。如果一周有两天你需要 6:30 起床，那把你设定的起床时间不要晚于 6:30。有固定的睡觉-起床时间表——不只是限制睡眠时间，是睡眠限制疗法重要的一部分。

3. 白天不要小睡。

即使短时间的小睡也会降低你的睡眠欲望。我们不是很确定，但认为临近上床睡觉时的打盹也会对睡眠欲望产生影响。强烈的睡眠欲望有助于你快速入睡，有助于你整晚不醒。

4. 发生以下情况时，调整你躺在床上的时间：如果超过一周你的平均睡眠效率为 90% 以上（老年人为 85% 以上），那么躺在床上的时间可以增加 15 分钟；如果一周的平均睡眠效率低于 85%（老年人低于 80%），把你躺在床上的时间减少为目前平均的总睡眠时间，但不少于五个小时；如果你的睡眠效率为 85%~89%（老年人为 80%~84%），不用做改变。

在你进行睡眠限制疗法时，一定要继续记录睡眠数据。这不仅有助于你诚实地评估你执行的严格程度，并由此你可以知道什么时候应该增加（或减少）躺在床上的时间。注意，你是基于一整周的数据做出调整，而不是基于一个晚上的数据。这可以使你：（1）建立起踏实睡眠的基础；（2）避免对偶尔一次睡得好或不好做出反射性反应；（3）避免因为某个晚上的睡眠而给自己太大压力。

我们所说的"一周"指的是任意连续的七天，不一定是日历上的一星期。你可以每周计算一次平均值，也算得更频繁，用之前七天的数据就可以了。例如，假设治疗第一周的睡眠效率是88%（你躺在床上的时间可以不变），而且后四天的睡眠明显优于前三天。不用再等七天，你可以再过三天后看一看你的睡眠效率是否达到了90%。如果现在你的七天平均睡眠效率是90%，你可以在开始治疗的10天后增加躺在床上的时间，而不用等整整两周。

如果我们的来访者最初是根据他们平均总睡眠小时数设定的躺在床上的小时数，那么他们很少需要减少这个时间。从理论上讲，你的睡眠在治疗期间有可能变得更没效率，睡眠效率降低到不得不减少躺在床上的小时数的程度。但是，这种情况只发生在一开始给自己的限制比较宽松的来访者身上，因此他们不太可能85%躺在床上的时间都在睡觉。

5. 重复第 4 点，直到你达到了目标的睡眠时间。

你的目标睡眠时间应该能让你觉得休息得很好，白天的状态也很好。没有适合每个人的理想时间。事实上，你自己的目标睡眠时间也会随时间而改变。

通过这个治疗计划，你可能会发现你需要的睡眠比你以为的少。例如，现在你认为自己应该睡八个小时。假设在治疗的最初六周，你的睡眠效率达到了90%，你把躺在床上的时间增加了15分钟。现在是第7周，你把躺在床上的时间增加到了七个半小时，你的睡眠效率降低到不足85%。你决定恢复到原来的躺在床上的小时数，即7小时15分钟。你觉得睡得很好，对白天也没有不良影响。我们应该庆祝这个成功。治疗的目的不是达到预先设定的你认为自己需要的睡眠数量，而是获得你实际需要的睡眠。我们希望你为了生活而睡觉，而不是为了睡觉而生活。注意自己白天的感觉，而不是关注晚上睡了多少，这很重要。

常见问题（及解答）或常见障碍（及解决方法）

我已经睡得很少了，你还让我限制睡眠？绝对不行！

我们数不清有多少次看到一开始说"绝对不行"的人转变成这种疗法的忠实拥护者。这种疗法真的有效。尽管它叫睡眠限制，但我们主要限制的是你躺在床上的时间，而不是你真正睡觉的时间。一个不太让人惊恐的叫法是"睡眠巩固疗法"。

尽管一开始你可能会睡得更少，但你现在睡多长时间就在床上躺多长时间，我们希望你90%躺在床上的时间都是在睡觉，这意味着你的睡觉时间会比目前的平均数量少10%。例如，如果你的总睡眠小时数是平均六个小时，如果你睡眠效率为90%，那你的睡眠时间会是将近五个半小时。现在如果你严格遵循疗法的要求，你会很疲劳，睡眠效率提高到90%以上，这样你就没有损失睡眠。此外，即使你睡眠减少了，但你睡得更快，更解乏，所以你不会感觉更糟，而是感觉更好了。即使一开始感觉更糟了，但我们相信这种疗法长期来看是成功的。

有些临床治疗师建议一开始设定的时间比你平均的总睡眠时间多30分钟。这段额外的时间可以使你一开始不损失睡眠，使治疗更受欢迎或更容易让人接受。你当然可以尝试这种比较温和的方法。我们建议采用更进取的方法，因为我们看到它的效果更好。

我可以实施较温和的治疗版本吗？

你现在可能每晚平均睡六个小时，在床上躺九个小时，想知道你是否可以把躺在床上的时间减少到七个小时，而不是六个小时。记住，你不是必须做我们建议的事情。根据我们的经验，较小"剂量"的治疗有时也会有效。但有时候没有作用。问你自己："我是否偏爱积极进取的方式，这样可以更快见效？"或者"我是否偏爱比较温和的方式，这样我不会太焦虑或者对治疗期间能应付日常生活更有信心？"

大多数从温和的方式开始的来访者会在获得他们希望的结果之前就减少他们躺在床上的时间。有趣的是，有一种治疗叫睡眠压缩疗法，即逐渐减少躺在床上的时间，直到它与你的总睡眠时间相一致。在以上的例子中，你一开始可以把躺在床上的时间限制到七个半小时，它处于平均总睡眠时间和躺在床上的时间之间的一半。接下来一周，你可以把躺在床上的时间减少到 6 小时 45 分钟，再下一周减到六个小时。如果你愿意采用更积极进取的方式，我们的建议是睡眠限制疗法，而非睡眠压缩疗法，因为前者能更快见到效果。

我的《睡眠管理日志》中显示的平均总睡眠时间是四个小时。我能更激进一点，把躺在床上的时间限制到五个小时以下吗？

我们建议你从五个小时开始。如果你没有明显的进步，而且可以承受睡眠剥夺，你可以进一步限制躺在床上的时间。如果你打算把躺在床上的时间限制到五个小时以下，我们建议你比目前的总睡眠时间至少多躺 30 分钟，因为你躺在床上时不可能都在睡觉，而你的睡眠已经很少了。在这个例子中，你应该把躺在床上的时间设定为四个半小时。

我偶尔需要比平时起得早，但我真不希望这成为我固定的起床时间。我该怎么办？

尽管有固定的睡眠-起床时间表很重要，但请记住，我们强调的是找到有效关键点：尽可能保持始终如一，这样疗法取得成功的可能性会很大。但是也要有灵活性，可以根据你的需要来制订治疗计划。假设你通常需要在早晨 7:00 起床，但每两周有一天你必须 6:15 起床。如果你更愿意 7:00 起床，那你可以每两周有一天不遵循时间表，而不要每天早晨都在不想起床的时间起床。

我设定的睡眠窗口从很晚才开始。在上床睡觉之前我应该做什么？

想做什么都可以。你可以在外面社交，可以在咖啡馆里看书，也可以购物。你可以做家务或完成工作。你可以从事自己最喜欢的爱好，可以放纵地做你平时没时间做的事情。我们确实建议要有逐渐让自己放松平静下来的时间（见第 9 章）。它是白天的活动和睡觉之间的缓冲区，这段时间可能在凌晨 1:00，而不是在晚上 10:00。

有些人需要努力挣扎着保持清醒。你也许觉得太累，出门不安全；也许没有精力或注意力做家务、工作或从事爱好。你或许会边打瞌睡，边做着毫不费力的事情，比如看电视。首先，考虑找别人和你待在一起（哪怕是通过打电话）。你周围有夜猫子，或者有生活在不同时区的朋友吗？他们可以帮你保持清醒吗？你是否和别人住在一起，他们很乐意和你一起熬夜？其次，花点时间进行头脑风暴，想出符合你的精力水平，又能保持你清醒，还不会干扰家里其他人的活动。这些活动因人而异。也许你没有精力看书，但可以听书。也许你的注意力不够集中，没法处理财务事宜，但你可以把杂乱的文件进行整理归档。我们的来访者还提供了一些其他的想法：准备第二天的早餐；叠衣服、熨衣服；做清洁或整理；玩数独、纸牌等游戏；整理照片；写（信、故事、日记）；做拉伸运动或做瑜伽；淋浴；看电

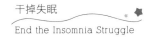
视或电影；为假期做计划；做手工，比如织毛衣、缝纫、做剪
贴簿或干木工活。

我们建议你把这段时间过得有价值。我们要求你做的最后
一件事是，把治疗看成在延长每天做杂事的时间。如果尝试睡
觉的时间让你做不完事情，生活中的杂事越积越多，让你难以
招架，那么在这段时间做杂事会更有价值。相反，如果你努力
把所有必须做的或应该做的事情都做完了，没剩下什么时间或
精力了，那我们建议你做让人放松的或有点放纵的事情。

我设定的睡眠窗口要求我很早起床，我担心自己做不到。

这个问题的解决方法取决于你的生活环境。如果你和住在
一起的人起得很早，看他或她是否愿意帮你。一些来访者会让
他们的配偶或父母叫醒他们，并递给他们一杯咖啡。或者不和
你住在一起的某个人愿意打电话叫醒你。或许根据以上的指导
方针，你最初设定的起床时间是早晨 4:00，而你的床伴通常在
4:45 起床。所以你决定把起床时间设定为和床伴同步，这样你
更容易遵守。

如果你靠闹钟起床，但即使调到最大声，你依然会睡过头，
那你也许该试试摇床闹钟或开灯定时器。如果你经常关掉闹钟，
继续睡，那你需要多个闹钟，包括一个或多个在床上够不着的
闹钟。有些闹钟会在房间里到处移动，你不得不起床追它们。
有些手机上的软件需要你做一些令人清醒的事情才能关掉闹钟，
比如擦抹某个图案或扫描药瓶。我们的一位来访者在床到洗手

间的路上设置了好几个闹钟。一旦进入洗手间，他会马上冲澡，避免自己再回到床上。其他来访者会把某些东西放到床上，造成上床的障碍，比如把一篮子脏衣服倒在床上，把一些弹珠撒在床上。

我设定的睡眠窗口要求我很早起床。在早上这段很短的时间里，我应该做什么？

一方面我们不希望你的大脑逐渐习惯了一天那么早就开始，如果你的最终目标是晚点起床。另一方面，我们希望你抓住因为失眠而失去的一些时间，我们希望你觉得早晨的这些时间是有价值的，这样坚持起来会更容易。

你或许决定早点开始新的一天，做你以前起床后头一个小时里会做的事情。你或许想用这段时间做令人愉快的或爱护自己的活动，比如锻炼、阅读、看电影。你或许想弥补未完成的家务事，比如打扫卫生或处理财务。以上我们提供的可以在深夜做的事情也适用于这里。你有朋友或亲戚习惯于早起吗？他们是否有兴趣和你一起散步或一起吃早餐？是否有你感兴趣的运动课程？你会吃惊地发现即使在早晨 5:00，已经有很多地方开门营业了。

如果你的最终目的是晚点起床，那一定小心不要安排需要长期付出的活动，这会和你理想的睡眠时间表相冲突。例如，如果你设定的起床时间是 4:30，那这周参加 5:15 的运动课程是可行的。但是如果你希望以后睡到早晨 6:00，那不要预付三个

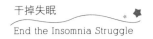

月 5:15 的课程。

如果遵循这个治疗计划，我就不能和床伴一起上床睡觉，这会让我或让他不开心。

首先，如果你担心你的伴侣，在决定前和他或她确认一下。解释你计划做什么，为什么要这样做，这可能只是短期的改变（我们之所以说"可能"，是因为你自然的节律可能就不同于你的伴侣的节律。和伴侣相比，你睡得太早或太晚。所以即使治疗结束后，你的睡眠时间表依然会不同于伴侣的）。我们吃惊地发现来访者经常以为伴侣会觉得受伤或生气，但其实他们会很支持。

如果你不想错过和伴侣在床上的亲密时光，你可以和伴侣一起上床，等他或她睡着后再下床。这种方法对我们的几位来访者特别有效。

小睡有什么问题？我们的文化提倡午睡！

我们没有要求你永远放弃小睡。这个治疗计划依赖于你每晚上床睡觉时强烈而始终如一的睡眠欲望。白天的小睡会降低你的睡眠欲望。

我的睡眠效率是 90%。难道我不能把躺在床上的时间比 15 分钟多增加一些吗？

你可以，但我们通常不建议这样做。疗法的设计者建议把躺在床上的时间增加 15 或 30 分钟。我们之所以建议增加 15 分钟，是因为当来访者试图把步子迈得更大一些时，他们的睡眠常常会变差。有时很难恢复之前获得的改善。

如果我的睡眠效率很高，我可以更经常地增加躺在床上的时间吗？

还是你可以，但我们不建议这样做。七个晚上并没有什么神奇的地方，所以我们不能断言你只能等到七个晚上之后才能做调整，五个晚上就不行。没有任何研究比较过不同版本的睡眠限制疗法。但是就像你给每一步所增加的时间数量一样，我们的经验是"走得越慢，越快抵达目的地"。

我们的经验也支持灵活性。如果五六个晚上之后，你有很有说服力的理由，我们当然支持你试着增加躺在床上的时间。

过去一周，我的平均睡眠效率是 90%，但刚过去的两个晚上不太好，今晚我应该增加躺在床上的时间吗？

如果你愿意耐心点，慢慢来，我们建议你继续采取目前的躺在床上的时间，直到你的睡眠变得更稳定。你不需要再等一周。如果你今晚睡得比较踏实，可以决定每天晚上就增加躺在床上的时间，前提是你的周平均睡眠效率很高。

就像你建议的那样，我把睡眠窗口设置为我睡得最好的那部分。在那段时间里我睡得很好，但增加躺在床上的时间后，我似乎没有睡得更多。

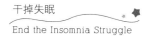
还记得我们说过存在不同的观点吗？你也许想运用相反的观点：把睡眠窗口设为你睡得最不好的那段时间。这会迫使你在最难睡好的时间里睡觉。这样扩展到你睡得很好的时间段就会比较容易。

例如，如果你入夜后一开始的睡眠比较好，现在你要在这段时间保持清醒。当你在设定的睡眠窗口的后一部分睡觉时，你的睡眠欲望非常高，可能会很快入睡。当增加躺在床上的时间时，你就可以更早上床睡觉了。这可能不会成为问题，因为你是在本来睡得比较好的时段上床睡觉。

我得了感冒或流感。我该怎么做？

在生病时我们的身体确实需要更多的休息。如果你能睡得很香，可以暂停治疗，让身体获得所需的睡眠。但是如果你只是在休息，而不是在睡觉，或者如果你的睡眠断断续续，不踏实，我们建议你继续遵循睡眠限制疗法原则的同时，让身体获得所需的休息。也就是说，在设定的睡眠窗口之外的时间，在沙发或椅子上休息，最好不要打瞌睡。在窗口时间里可以上床休息。

我想现在开始睡眠限制疗法，但我正逐渐停止服用苯二氮。我需要了解什么？

我们有很多来访者一边接受睡眠限制治疗，一边逐渐停止服用苯二氮类药物（一般用来治疗他们的失眠或焦虑），因为他们停药的过程非常缓慢，而且不愿意把治疗推迟几周或几个月。需要避免的事情是同时改变药物剂量和躺在床上的时间。我们通常建议两种改变之间间隔五天（我们不了解相关数据，所以这个建议不是基于研究）。例如，如果你的睡眠效率为90%，但你只减少药物的剂量，再保持五天原来的躺在床上的时间，然后增加15分钟，但前提是你的睡眠效率依然为90%或更高。与之类似，如果你要增加躺在床上的时间，那至少等五个晚上之后再减药物的剂量。

这样做的主旨是让身体适应你刚做出的改变（减少药物或增加躺在床上的时间），然后再做出另一个改变。如果这个建议和医生给出的减药时间表相冲突，请咨询你的医生。

我将要跨时区旅行，我应该如何应对？

如果可以保持原来的睡眠窗口，那么跨时区旅行不会造成什么破坏，我们可以默认原来的设置。但是如果你需要在不同的时间起床（例如你向东旅行，需要早起）。不存在改变睡眠窗口的唯一正确方法。我们希望你能提前规划。有的人会在旅行前慢慢改变他们的睡眠窗口。有的人会在抵达目的地后慢慢做调整。有的人会一下子调整过来。有的人会把睡眠窗口调整为家所在的时区和旅行地时区之间的时间。

夏令时即将开始（或结束）。我该如何应对？

跨时区旅行的原则也适用于此。如果不需要调整你的睡眠窗口，就不要调整。如果需要，你既可以一次性调整到位，也可以慢慢调整。假设你目标的睡眠窗口是晚上 10:00 到早晨 6:00。如果你目前的睡眠窗口是晚上 11:00 到早晨 4:00，那么当时钟调整了，你可以继续保持同样的睡眠时间。向任何方向调整一个小时，睡眠窗口依然在你的目标区间里。与之类似，如果你目前的睡眠窗口是凌晨 1:00 到早晨 6:00 且时钟向后拨，你可以继续保持相同的睡眠时间表，只是现在的窗口是午夜 12:00 到早晨 5:00。如果是这样，你需要随着治疗的进展，在睡眠窗口的两端增加躺在床上的时间，而不只是把上床时间调早。

如果你目前的睡眠窗口是凌晨 1:00 到早晨 6:00，时钟需要往前拨，为了保持在你目标的睡眠窗口里，你需要调整睡眠窗口。在变换时间的周六晚上，如果在目前上床时间的前一个小时你就觉得很困了，而且相信自己能很快入睡，你可以提前一个小时上床起床。否则你应该慢慢调整睡眠窗口，一次提前 15 分钟或半个小时（你还可以用这段额外的时间游说国会议员，取消夏时制）。

我不想（减少躺在床上的时间，放弃更多的睡眠）！

你不必一定要愿意做某事才能做它。想一想所有你做过的不愿意做的事情。你是否付过不愿付的税或账单？排过你不想排的队？坐在飞机狭窄的中间座位上？刷马桶或做其他你讨厌做的家务？履行你想逃避的家庭责任？完成你不喜欢的课程？你很可能做过成百上千自己不想做的事情。

有时候在前往我们想去的地方时，我们并不会享受旅途的所有部分。你获得好睡眠的旅途也是如此。如果你不想严格遵守疗法的指导方针，我们建议你想一想你的目标。你为什么读这本书？你想改变什么？如果睡眠限制疗法对你有效，你的生活会有怎样的改善？现在仔细想一想：为了实现这些目标，你是否愿意减少躺在床上的时间，或许睡眠会少一点？

如果你不愿意遵循睡眠限制疗法的指导方针，你可以考虑采用刺激控制疗法。如果你不能选择这种疗法（基于第 5 章的内容，或者因为你不愿意采取这种疗法），那你可以从认知策略开始，尤其要针对使你不愿采取行为疗法的那些想法。

我患有双相障碍（或癫痫）。你确定我能实施这种治疗计划吗？

不确定。一些患有双相障碍或其他对睡眠减少很敏感的疾病的来访者曾成功地运用了睡眠限制疗法。但是由于治疗有可能产生消极影响（比如情绪更加不稳定），我们强烈建议你找一位有能力的临床治疗师，帮助你判断能不能使用这个治疗计划以及什么时候开始使用，并根据需要调整计划，监控你的症状。

预期的效果

你会疑惑这个治疗多久能见效。你的睡眠可能立即得到改善：通过减少躺在床上的时间，你的睡眠很快会变得踏实，因此即使睡得少，你也会觉得休息得更好了。即使你的睡眠没有变得更解乏，你也会感觉更好，因为你把原本会被失眠占据的时间夺了回来。一位来访者在实施睡眠限制疗法一周后来找我们，因为他重新走进办公室时的感觉棒极了。因为失眠，他一直在家工作，这样可以满足他毫无规律的睡眠时间表，可以在需要休息的时候休息。他没有意识到自己被孤立，利用好说话的经理让他感到很内疚。通过睡眠限制疗法，他认识到他不应该在床上躺那么长时间，觉得去办公室比在家里更容易坚持这个治疗计划。随着白天生活质量的改善，他晚上的睡眠也改善了。

但是很多人先感觉更糟，然后才感觉好起来。正如前文提到的，你的睡眠时间会比治疗前平均减少 10% 左右，因为你躺在床上的时间不可能百分之百在睡觉。如果有的晚上你会睡得比较好，由于被限制为通常晚上的睡眠时间，所以你不得不放弃睡得好的晚上本可以获得的额外睡眠。此外，如果限制睡眠让你感到焦虑，更高的唤醒程度也会让你睡得比平时更糟。

如果一开始你真的感觉更糟，你一定要知道这并不意味着治疗没有效果。事实上，这甚至是对你有利的。今晚损失的睡眠会提升你在接下来的夜晚的睡眠欲望，改善后续的睡眠。如果你坚持睡眠限制疗法，我们相信治疗一定会有效果，你很快会感觉好起来。

最后，在治疗的某个阶段，早晨起床时你会感到更头昏脑涨，你会认为现在的睡眠剥夺情况比以前更严重了。信不信由你，这可能是一个令人鼓舞的信号：当从深层睡眠中醒来时，我们会觉得更头昏脑涨，因此头昏脑涨意味着你的深层睡眠更多了，这正是我们所希望的。

数月、数年，甚至几十年的失眠让你疲惫不堪。我们知道冒险睡得更少或感觉更疲劳，对你来说极其困难。如果不是看到运用这种疗法的来访者取得了惊人的进步，我们是不会让你从事这样困难的事情的。如果我们知道有更简单、更舒服的方法，也不会要求你做这么困难的事。

无论你很快获得了改善，还是数周之后才出现改善，你的改善不会是线性的。你可能取得一些进步，然后出现倒退。退步最常出现在增加躺在床上的时间时。过一段时间，你的睡眠会再次踏实起来。如果这一周里睡眠没有变踏实，你的睡眠效率就会降低到85%以下，你需要减少躺在床上的时间。我们知道这令人沮丧，但不要放弃。只要你坚持，治疗就会产生效果。在发生更多改变之前，我们的身体有时候会陷入停滞期。减肥就是一个很好的例子。如果你想减掉20磅，你改变自己的饮食和锻炼习惯，可能很快就减掉了5磅。接下来体重不变了。如果你接受这个现实，愿意保持这样的体重，同时继续减肥的饮食和锻炼，你的身体最终会适应新体重，体重再次开始减轻。如果你气馁了，恢复到原来的饮食和锻炼习惯，5磅体重（或许更多）会重新长回来。类似地，如果你治疗前的平均睡眠时间是五个小时，现在达到了六个小时，很长时间不再增加，我们建议你继续治疗。每晚相同时间六个小时的踏实睡眠已经是很

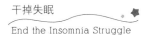

大的进步了，我们相信你可以在此基础上继续改善，哪怕改善的速度比你期望的慢。

睡眠限制疗法需要持续多久？你可以算出达到目标所需的最短时间：用目标的总睡眠时间减去一开始设定的总睡眠时间，如果你用的单位是分钟，那把这个数除以 15；如果你用的单位是小时，那把这个数乘以 4。得到的数字就是如果你每周增加 15 分钟躺在床上的时间，你需要治疗几周可以实现目标。例如，如果你希望每晚睡 7 小时 30 分钟，开始设定的时间是 5 小时 45 分，两者之差是 105 分钟（或 1.75 个小时）。105/15= 7（或者 1.75 × 4 = 7），因此你至少需要七周时间。根据我们的经验，人们花费的时间通常会比计算值稍长。

如果你很积极（一开始就让躺在床上的时间等于总睡眠时间，而且每晚都坚持这样做），那治疗三到五周后你可能就会觉得好多了。治疗的后几周会相对容易，因为你的睡眠变好了，变得可预测了，这是你很久都没感受过的情形。即使你还没有达成目标，你的睡眠时间也会比治疗前长。所以你不要看到需要那么长时间进行治疗就感到气馁，不用很长时间你的情况就会大为改观。

你的睡眠限制治疗计划

用《睡眠管理日志》中的"我的睡眠限制治疗计划表"来设计你的个性化睡眠限制治疗计划。认真思考计划的每个部分（你如何保持清醒？早上怎么能醒过来？你为什么愿意这样做？）。问你自己是否愿意投入地执行你刚刚制订的计划。你不必知道自己愿意执行多久。今天能彻底地执行就够了。明天你可以再次投入进去。

一旦开始你的睡眠限制治疗计划，你就可以致力于计划中的其他策略了（参考《睡眠管理日志》中"我的个性化治疗计划"）。但是一定要把注意力集中在睡眠限制治疗计划上。记住，睡眠限制疗法和刺激控制疗法是关于失眠的认知行为疗法的主干，我们宁可你把一种疗法做充分，也不愿你以打折扣的方式同时兼顾治疗的几个部分。

如何评估你的进步，以及何时考虑其他计划

在第 13 章中，我们会帮助你在六到八周后详细评估你的治疗计划。但是你依然需要追踪每周的进步，计算你的睡眠效率。如果你的睡眠时间不够睡眠窗口的 90%，那该怎么办？

首先，查看你的睡眠数据和睡眠限制疗法的指导，问自己是否严格遵循了治疗计划。你的睡眠窗口是否比平均的总睡眠时间更长？如果是，你是否愿意且能够减少躺在床上的时间，在治疗上更积极进取？你是否在睡眠效率达到 90% 之前就增加了躺在床上的时间？即使睡眠效率低于 85% 且躺在床上的时间超过五个小时，你是否也没有减少躺在床上的时间？最后，你是否严格遵守躺在床上的时间？在上床睡觉的时间之前，你是

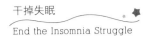
否打过瞌睡，或者睡过了头，或者睡懒觉，还对自己说"只此一次"？

我们吃惊地发现虽然睡眠数据显示人们并没有严格遵守指导方针，但他们经常会说他们在实施治疗。如果有需要改进的地方，我们建议首先应该更彻底地执行治疗计划。你愿意再次投入地执行这个治疗计划吗？对你这样做有帮助的是什么？如果自己做有困难，你可以找接受过失眠的认知行为疗法训练的专业人士。

如果你充分地执行治疗计划，并且取得了明显的进步（你增加了躺在床上的时间，你的睡眠更踏实了），但开始停滞不前，我们建议你继续治疗。记住，身体在出现更大改善之前需要在新平台上停留一段时间。

如果你至少彻底地执行了四周，但一点改善都没有，那么是时候换成刺激控制疗法或添加刺激控制疗法了。

准备好开始这段冒险了吗？祝你好运！

第 8 章

见效快、持续好：刺激控制和睡眠限制疗法二者结合

刺激控制疗法和睡眠限制疗法都被证明是治疗长期失眠的好方法，它们发挥作用的机制稍有不同。刺激控制疗法重新训练你的大脑，让它在床和睡眠之间建立起更强的联系。通过给大脑更短的睡眠窗口，睡眠限制疗法能够巩固你的睡眠，使它不会断断续续，使睡眠更具有恢复精力的效果。因此把两者结合起来应该具有更大的效力，因为你一边重新训练大脑，一边巩固睡眠。

将两者结合起来的另一个原因是它们有很大一部分重叠。在实施睡眠限制疗法时，你躺在床上的时间减少了，但其中真正睡觉的时间增加了。这与刺激控制疗法的目的完全一致。类似地，在你实施刺激控制疗法时，只要你没在睡觉，就要下床，因此你实际限制了躺在床上的时间。两种疗法是互相补充的。

谁应该运用两者相结合的疗法

不幸的是，我们不知道有对刺激控制疗法、睡眠限制疗法和两者相结合的疗法进行比较的研究。因此我们不知道这两种疗法的结合是否更有可能获得更快、更好的效果。不过基于我们的经验，如果你符合以下描述，我们建议你采用两者相结合的疗法：

- 能够使用两者相结合的疗法；
- 愿意充分地执行它。

"能够"指的是通过图 5-2，你可以得出结论，刺激控制疗法和睡眠限制疗法对你来说都是安全的，可适用于你的睡眠模式。至于"愿意充分执行"的意思，你应该已经知道了。我们不建议你打了折扣地实施两种治疗法。如果你一开始采用的是两者相结合的疗法，之后觉得任务太重，那么可以选择实施其中任何一个。

如果你能够且愿意，我们为什么建议你实施两者结合的疗法呢？根据我们的经验，睡眠限制疗法通常比刺激控制疗法更快见效。我们认为它更有效。但是刺激控制疗法是将来当你偶尔睡不好的时候可以使用的一个工具。想象一下，治疗进展得很好，你的睡眠很踏实。一天晚上你难以入睡，你该怎么办？对此，睡眠限制疗法没有明确的回应方法。你的睡眠效率在一周里很高，没有必要限制你躺在床上的时间。对一晚上的失眠不做反应完全没问题，只要你有接纳的态度，不会引发失眠的恶性循环。但是，使用刺激控制疗法的人告诉我，在睡不着的时候他们很高兴能知道该怎么办。他们说睡不着就起床比躺在床上翻来覆去，变得越来越沮丧或担忧更有益。所以把刺激控制疗法和睡眠限制疗法结合起来可以提供两者的优势：更快见效和保持好睡眠的工具。

两者相结合的疗法的基本做法

1. 床和卧室只用来睡觉和做爱。

2. 用《睡眠管理日志》上 10 到 14 天的睡眠数据，来计算你的平均总睡眠时间（TST）、平均躺在床上的时间（TIB）和睡眠效率（SE）。

3. 限制躺在床上的时间，让它与平均总睡眠时间一致，但不要少于五个小时。为此，你需要设定固定的上床睡觉时间和起床时间。

4. 半夜醒来只要超过 20 分钟，就离开卧室，做些枯燥的或让人放松的事情。

5. 当你困了再返回床上（不要在其他房间里睡觉）。

6. 需要时重复第 4 点和第 5 点。

7. 在你设定的时间起床，无论你睡了几个小时或在床上躺了多久。

8. 白天不要小睡。

9. 继续记录每晚的睡眠数据。

10. 发生以下情况时，调整你躺在床上的时间：

- 如果超过一周平均睡眠占你的睡眠窗口的 90% 以上
  （老年人为 85% 以上），那么躺在床上的时间可以增加 15 分钟。

- 如果一周的平均睡眠效率低于 85%（老年人低于 80%），把你躺在床上的时间减少为目前平均的总睡眠时间，但不少于五个小时。

- 如果你的睡眠效率为 85%~89%（老年人为 80%~84%），不用做改变。

11. 重复第 10 点，直到你达到了目标的睡眠时间。

两者相结合的疗法的详细指导

正如你所看到的，在两者相结合的治疗中，你把睡眠窗口设置为你目前睡觉的小时数，如果半夜醒来超过 20 分钟，你就起床离开卧室。假设你目前平均睡六个小时，你选择的睡眠时间段是午夜 12:00 到早晨 6:00。在午夜 12:00 之前，你尽量不待在卧室里，只是铺床或收拾脏衣服时才进去。你 12:00 上床，给自己 20 分钟的入睡时间。如果半夜醒了，你也会给自己 20 分钟再次入睡的时间。如果你醒来超过 20 分钟，或者你变得焦虑沮丧，你就离开卧室，去事先定好的地方，做一些无聊的或让人放松的事情。当你困了，就重新回到床上。如果 20 分钟里没睡着，你会再次起床。无论睡了多少，你都会在早晨 6:00 起床。

同样地，起床后尽快离开卧室。白天不要小睡。当你的睡眠变得连续，90% 的睡眠窗口在睡觉时，你就可以把躺在床上的时间增加 15 分钟了，每周一次。

注意在这个治疗计划中，我们建议你用睡眠窗口，而不是实际躺在床上的时间来计算睡眠效率，如果在睡眠窗口期间你下过床，那实际躺在床上的时间会不同于睡眠窗口，而刺激控制疗法要求睡不着超过 20 分钟就要下床离开卧室。在以上的例子中，如果你坚持遵守规定的时间，每天半夜上床睡觉，早晨 6:00 起床，那你平均的睡眠窗口为六个小时。如果你睡不着，起来看了一个小时的书，应该还是用五个小时来计算当晚的睡眠效率，而不是用躺在床上的五个小时。这是因为我们希望你至少睡够睡眠窗口的 90% 再增加躺在床上的时间。如果你设定的睡眠窗口是六个小时，下床了两个小时，睡了将近四个小时，那用传统的方法计算，你的睡眠效率超过了 90%，但你只睡了睡眠窗口的三分之二，在这种情况下不应该增加躺在床上的时间。

只有计算睡眠效率的方式不同于单独实施刺激控制疗法或睡眠限制疗法。我们不在这里重复这些指导了，希望你在开始两者相结合的疗法前，看一看第 6 章和第 7 章（如果你还没读过）。在这些章里，你会找到结合疗法中每一步的详细指导（例如，如果在睡眠窗口期间醒了睡不着时，你可以从事什么活动？如何选择上床睡觉的时间和起床的时间）。你也会看到我们

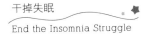

的来访者遇到的常见问题和挑战。

你的两者相结合的疗法的治疗计划

看完第 6 章和第 7 章后，通过完成依照《睡眠管理日志》中"我的两者相结合的疗法的治疗计划表"，来设计你的个性化的两者相结合的治疗计划。慢慢来，认真思考计划的每一个部分（你如何让自己保持清醒？在睡眠窗口期间，如果你睡不着，你会去哪儿，会做什么？）。如果你需要做准备，比如收集读物或让某人叫你起床，那么提前做好。

在开始前，先确认自己的准备情况。你是否愿意开始这个治疗计划？你能否彻底地执行你刚刚设计的治疗计划？只要你今晚能彻底地执行，那就够了。明天你可以再次彻底地执行，日复一日。

● ○ ○ ● ● ○ ○ ●

一旦开始实施刺激控制与睡眠限制相结合的治疗计划，你就可以着手睡眠卫生或认知策略了，它们是你个性化治疗计划的一部分（见《睡眠管理日志》中"我的个性化治疗计划"）。

一定要继续用记录的睡眠数据追踪你的睡眠。记录你什么时候上床、什么时候下床（睡眠的一开始、中间和结束时段）。每天早上估计你总共睡了多少个小时。这有助于你评估你遵循治疗计划的严格程度，也有助于你判断什么时候应该增加（或减少）躺在床上的时间。

一周结束时，计算你的平均值，用睡眠数据总结表帮助你追踪睡眠和治疗。如果你的睡眠没有改善，用前两章和第 13 章提供的信息帮助你决定该怎么办。

你采取的是一个费力的治疗计划。如果你执行得彻底，一开始会感到很疲劳，但很可能你的睡眠很快就会改善，感觉会好得多。祝你好运！

第 9 章

养成良好的睡眠卫生

你也许还记得，我们在第 2 章中探讨了生物钟和睡眠欲望是健康睡眠的两个重要的作用因素，你的行为对它们都会有影响。睡眠卫生的指导方针大部分聚焦于你应该做什么或应该避免做什么，从而对生物钟产生积极的影响，让它与睡眠欲望同步。睡眠卫生还包括如何创造促进睡眠的环境，比如舒服的床和房间。你在第 5 章中回答的有关睡眠卫生的问题体现了你遵循了哪些指导方针，需要改变哪些做法。我们建议你从"我现在的哪些行为有利于睡眠"和"我现在的哪些行为妨碍睡眠"的角度来评估你的睡眠卫生。从两个方面思考有助于发现本意良好，但其实破坏睡眠的行为。

睡眠卫生类似于有助于牙齿和牙龈健康的口腔卫生，比如用牙线清洁牙齿，刷牙和少吃甜食。你可能很注意口腔卫生，但还是有虫牙。你去看牙医，你估计牙医告诉你要用牙线清洁

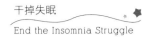
牙齿，要刷牙，但牙医不会告诉你，继续保持或改善口腔卫生可以修复牙齿上的洞。虫牙是独立的问题，需要额外的干预。慢性失眠和其他睡眠问题也是如此。你应该注意睡眠卫生，但慢性睡眠问题还需要认知行为疗法的组成部分，比如刺激控制或睡眠限制。

有趣的是，有睡眠问题的人通常在睡眠卫生上也存在问题，更有可能做出破坏睡眠的行为，比如小睡或上床睡觉前喝酒。尽管不清楚为什么会这样，但我们逐渐发现长期失眠者对睡眠问题会做出反射性的反应，更关注也更急于纠正睡眠问题。尽管意愿是好的，但这些纠正或补偿的努力违背了睡眠卫生的指导方针，其实会造成更多的问题。这个理念支持了我们在第2章中探讨的范式改变的价值：我们邀请你抓住这个机会，把你的注意力从纠正或避免当下的睡眠问题，转向促进并优化长期的健康睡眠。

在本章中，我们会探讨常见的睡眠卫生指导方针，评估你改变行为或睡眠环境，以更符合这些指导方针的意愿。有些改变涉及增加行为（比如建立睡前程序），有些则涉及消除行为（比如避免睡前喝酒）。无论哪种情况，我们在探讨改变，而行为改变是非常具有挑战性的。因此我们也会提供一些有助于你成功的小窍门。

睡眠卫生指导方针

了解建议背后的基本原理有助于你做出行为改变并保持这些改变。这就是为什么我们认为了解睡眠生理学非常重要——我们对睡眠生理学的了解为本书中所有的行为计划提供了基本原理,包括睡眠卫生。因此在探讨睡眠卫生的每一条指导方针时,我们也会解释它为什么重要。核心的理念是:如果你脱离了正轨,身体有自然的自我纠正能力,会恢复健康的好睡眠。

保持始终如一的睡眠时间表

始终如一的时间表会通过环境线索巩固你的生物钟。相反,不一致的时间表会扰乱你的生物钟,使身体更难保持始终如一的清醒和睡眠周期。睡眠时间表不只是对今天晚上很重要,而是对明天、后天,以及之后的每一天的晚上都很重要,因为生物钟需要数周、数月的时间来形成节律。

最重要的是你要有固定的起床时间。如果你每天在相同的时间起床,无论你前一天晚上几点睡的觉,那么这会帮助身体保持节奏。例如,如果你总是早晨 7:00 起床,那么每天晚上 11:00 你的睡眠欲望水平都会差不多,只要生活不受扰乱,你很可能会在相同的时间上床睡觉。我们建议你实际起床时间和目标时间之间的差距不要超过 30 分钟到 45 分钟,哪怕是在周末,无论你多困。当然在执行刺激控制疗法或睡眠限制疗法期间,你起床时间的弹性会更小。

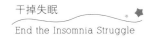

　　固定的上床睡觉时间也很有用，但这里可以有一些灵活性。例如，有一个晚上的活动使你睡得比平时晚，我们不希望你成为睡眠的奴隶，更愿意你能享受有意义的活动，哪怕上床睡觉的时间改变一些。此外，如果到了目标的上床睡觉时间你还不困，我通常建议你不要去睡觉，因为这会让你醒着躺在床上。所以你看到了，我们鼓励你设置固定的上床睡觉时间，努力保持一贯性，同时也允许一些变化。记住，如果即使睡晚了，你依然要在正常的时间起床，这有助于你的身体保持节奏。

轻快地起床，醒后一个小时内接触自然光

　　尽快从睡眠过渡到清醒是有益的。这就好像快速把创可贴从皮肤上撕下来，你撕得越快，你适应得就越快，就能越快度过不适。这意味着要抗拒按下止闹按钮的冲动，也意味着起床比迷迷糊糊地打瞌睡好，即使你醒得比理想的起床时间早。醒后一个小时内接触自然光对你也会有帮助。日光会暗示你的生物钟，应该开始白天的清醒周期了。例如，它会抑制身体分泌褪黑素，褪黑素是让人犯困的激素。如果你醒的时候没有自然光，可以考虑用类似自然光光谱的光源。我们会在附录 1 中探讨这类资源（昼夜节律紊乱）。

消除或限制小睡

　　小睡会扰乱你的生物钟，削弱睡眠欲望，导致难以入睡，难以保持睡眠。我们发现对有些人来说，哪怕短暂的打瞌睡也会干扰他们的生物钟：小睡似乎在暗示大脑，现在是时候醒过

来了，即使你还远远没有休息好。如果你想小睡，注意不要超过 20 分钟到 30 分钟，不要晚于下午三四点。如果你容易在晚上睡觉前打瞌睡，我们强烈建议你设法降低打瞌睡的可能性，例如晚上你可以挺直地坐在椅子上，而不是斜躺在松软的沙发上，或者如果你眼皮发沉，可以快步走到洗手池边洗洗脸。

不摄取或少摄取兴奋剂

兴奋剂就是会让你的神经系统活跃起来的物质。典型的兴奋剂有咖啡因、糖和尼古丁。如果要摄入它们，最好在中午之前摄入。有些咖啡因的来源很明显，比如咖啡、茶、汽水和能量饮料，有些来源则不太明显，比如一些药物（例如伊克赛锭或解充血药）和"提升活力"的奶昔。不摄取或少摄取兴奋剂使你的身体可以遵循自然的节律。兴奋剂会延长神经系统活跃的时间，扰乱生物钟，使你的生物钟与睡眠欲望不同步（若想更好地理解这一点，回顾图 2-1）。

晚上不要服用令人活跃的药物

我们已经提到过含咖啡因的药物了，但即使不含咖啡因的药物也有可能影响你的睡眠和清醒模式。或许影响睡眠最常见的非处方药就是解充血药，它们具有令人活跃的作用。我们的有些来访者服用兴奋性抗抑郁剂（比如安非他酮）或兴奋剂（比如阿得拉或盐酸哌甲酯）的时间太晚。让某些人困倦的药物可能会让你警醒，反之亦然。查看你服用的药物的常见副作用，咨询医生，决定是否能把服用兴奋性药物的时间提前，晚些时

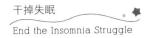

候服用镇静性药物。

饮酒要有节制，睡前三小时不饮酒

尽管酒精能助你入睡，但它会扰乱睡眠的结构，因为你的身体在忙着消化、加工酒精，而不是恢复你的身体和大脑。此外，酒精是肌肉松弛剂，你的呼吸道可能会因此而变软，如果你患有睡眠呼吸暂停，这一点尤其令人担心。

上床时不要太饿，也不要太饱

尽量不饥不饱地上床睡觉。睡觉前吃点零食会很有帮助。尽管常见的建议是吃高碳水化合物、低蛋白质的零食，但我们的一些来访者发现高蛋白质、低碳水化合物的零食有助于他们安睡。无论是吃零食还是晚餐吃得很晚，注意上床时别太饱。小肠里有足以让身体放松、进入睡眠的食物就可以了，不要让肠胃忙于消化大量食物。另外，吃完东西就躺着会导致或加重胃酸反流，胃酸反流会破坏你的睡眠，哪怕你完全没意识到自己胃酸反流。

经常锻炼，但上床睡觉前不要锻炼

定期锻炼是睡眠的重要支柱。锻炼有助于消除过量的应激激素，比如肾上腺素和皮质醇，过量的应激激素会妨碍生物钟启动睡眠、维持睡眠的能力。锻炼还会提升身体内部的温度，让锻炼与体温自然的升高相一致能进一步巩固生物钟。为了有益睡眠，应该在睡前四五个小时进行锻炼。如果你在其他时间进行了锻炼，在睡前四五个小时可以做些轻微的活动（比如开合跳或爬楼梯），以提高核心体温。不要在临近睡觉的时候锻炼，避免体温骤升，影响你的睡眠。

放松程序

和快速从睡眠过渡到清醒的建议相反，你应该慢慢地从清醒过渡到睡眠。我们经常遇到对自己的大脑要求太高的人：他们认为白天和晚上应该忙碌紧张，到了该睡觉的时候马上就能睡着。我们的大脑需要逐渐减速。20分钟到60分钟的放松程序有助于生物钟给身体发出睡觉的信号。我们建议你选择令人平静的活动，并且在昏暗的光线下进行，比如听舒缓的音乐，做一些轻柔的拉伸、阅读，或者从事一种安静的爱好，比如编织。如果在放松时，你不愿意关掉电子产品（手机、平板电脑、电视或电脑），你可以设法阻隔屏幕发出的蓝光（见下文）。就像我们在本书中探讨的每一件事一样，个体之间存在很大差异。我们建议你认真思考什么活动最有助于你放松，有助于促进睡眠。填字游戏、数独或阅读引人入胜的小说可能会让你头脑清醒，或者让你更活跃。写日记可能是回顾这一天，把这一天发生的事情放下的好办法，但也有可能让你心绪难平。

睡前一小时调暗环境照明

在电出现之前，人类在比较黑暗的环境中度过大部分晚上。如今在太阳落山后，我们会在人造光源的照明下度过好几个小时，这会破坏我们的生物钟。灯光给大脑发出错误的信号，让它保持清醒和活跃。例如，黑暗促使身体分泌褪黑素，褪黑素是一种令人困倦、有助于形成睡眠周期的激素。在上床睡觉前调暗环境照明会促进这个过程。

睡前一小时关闭电子设备

电子设备是睡眠的死对头。它们会发出明亮的光线，呈现令人兴奋的画面，两者都会对入睡和保持睡眠起反作用。最好的做法是只在白天使用电子设备。如果你还没准备好在睡觉前停止使用电子设备，可以采取防范措施，阻挡电子设备发出的蓝光，因为蓝光比其他波长的光对褪黑素的抑制性更强。你可以下载能消除这些波长的光的App，购买橙色的膜贴在电子设备上，或者戴防蓝光的太阳镜。

睡觉的床要舒服

在一生中，身体的需要会随着年龄而改变，你对舒适的要求也会发生改变。你觉得床垫的软硬程度如何，床垫和床上用品是否提供了你喜欢的冷暖程度。睡在其他床上时（比如住酒店，或者住在朋友、亲戚家），注意床舒服不舒服，可以对床或床上用品进行哪些有益的改变。如果不可能买个新床垫，你可以在上面加个便宜点的褥子，以满足你的需要。我们并不是说你需要一个"完美的"床垫，记住，我们鼓励灵活性和在各种环境中睡觉的能力。但是，我们的一些来访者想在椅子上或沙发上睡觉，这种程度的不舒服显然会破坏他们的睡眠。

创造舒适的卧室环境

对大多数人来说，最理想的卧室应该昏暗、安静，空气流通，有适宜的温度。但是如果你常年生活在城市里，完全安静对你来说很陌生，你可能在白噪音中睡得更好。但是注意，我们建议你使用始终如一的白噪音。如果你伴着电视或收音机睡觉，不同的节目或广告会有不同的音量，音量的改变即使没有让你完全醒过来，也会干扰你的深层睡眠，让你休息不好。

如果环境太嘈杂或太亮，你可以考虑用耳塞、噪音机或眼罩。这些便宜的小工具很有用，但也可能会适得其反——我们的有些来访者为了营造理想的睡眠环境，搞了很多仪式，这增加了他们的紧张和唤醒程度，尤其当事情出差错时，比如旅行期间忘了带眼罩。尽量找到有效关键点：追求令人满意的睡眠环境，即使不完美，同时保持一定的灵活性，保持接纳的态度，这样你才能适应环境的改变。

避免床伴的干扰

寻求你的睡眠需求和重要床伴的睡眠需求之间的平衡，重要床伴可能包括你的孩子，甚至动物。这是睡眠卫生很重要的一部分。如果你的床伴打呼噜、踢人、翻来滚去、一会下床一会上床，或者在你头上睡觉（指的是动物），考虑独自睡一段时间，看看睡眠是否有所改善。然后你可以决定和床伴一起睡的益处是否胜过代价。

我们常听说床伴的呼噜会影响我们来访者的睡眠。如果你也有这样的情况，你可以戴耳塞。经常被忽视的一个选择是治疗床伴的打鼾。例如，他或她接受睡眠测试，发现患有睡眠呼吸暂停，用解充血药治疗堵塞的鼻子，或者调整饮食，避免食物过敏。你可能发现床伴只有在平躺时才打呼噜，可以用定位设备帮助他一直侧向躺着。最后，如果推一推床伴，呼噜声会停止，但你不想太频繁地这样做，担心会妨碍他睡觉，那么请和你的床伴谈一谈，他可能会告诉你，没关系，想推几次就推几次。

我们一直在探讨如何避免床伴打扰你，但你也可以让床伴帮助你，有他或她支持你坚持治疗，效果会更好。

如何做出困难的改变

知道应该做什么和实际做是两码事。在你努力改善睡眠卫生时，我们希望你把以下事项放在心上。

要有灵活性

我们强烈建议你把睡眠卫生看作一套指导方针，而不是严格的规则。某种行为对睡眠的影响具有个体的独特性。指导方针是基于普遍情况和我们对睡眠生理学的理解，不会考虑你的想法和感受的影响。例如，尽管指导方针建议睡前一小时不要进行剧烈运动，但我们的一位来访者发现这是为睡觉做准备的最好方法之一。他告诉我们："我知道我在照顾自己，这让我的大脑平静下来，然后我的身体也平静下来。"对他来说，锻炼令人平静的作用超过了它对核心体温的节律的影响。与之类似，让猫打扰你的睡眠也许是值得，因为有它在床上做伴，你会更容易入睡。

我们并不是在鼓励你藐视睡眠卫生，而是因为不做改变当然更容易或更合你的心意。相反，鉴于你的个人情况，思考每条指导方针和遵守它的严格程度会如何影响你的生理、思想和情感，然后思考你是否愿意试一试。前面我们提到的那位来访者记录了正常进行睡前锻炼期间的睡眠数据，后来他把锻炼提前到白天，继续记录睡眠情况。几个星期后他可以很有信心地说，为了更符合睡眠卫生的指导方针，把锻炼提前对他的睡眠并没有什么帮助——甚至损害了睡眠。类似地，尽管你认为和猫一起睡的利大于弊，但猫对你睡眠的破坏可能比你认为的大。我们建议你试着不和猫一起睡，并收集相关数据。

我们之所以鼓励灵活性，一方面是因为存在个体差异，另一方面是因为我们知道过于严格地遵守规则会产生相反的效果。你的生活开始围绕着睡眠转，你给自己施加更大的压力，要求自己把一切都做对，今晚一定要睡好。这有违我们在第4章中所说的让你愿意接受不睡觉。记住，我们想帮助你达到有效关键点，一方面足够严格，保证治疗的实施，让治疗逐渐发挥作用；另一方面不要严格到让你变得焦虑，或者无法适应新环境，比如出差时没有理想的睡眠条件。认识到睡眠卫生的本质——

一套指导方针，而非规则，当你"犯规"时，这种认识不会让你如临大敌。为自己设定一些具体的目标，不过记得同样要保持一定的灵活性。基于不同的情况，比如在家还是在度假，是否有临近的截止日期，是否在应对生活中的应激事件，你的优先事项也会发生改变。

提升意愿

改变行为的最大障碍之一是不愿意。好消息是你不必愿意也可以做出改变。例如，你也许愿意放弃咖啡因，虽然你很爱它带给你的振奋精神；你愿意在睡觉前调暗灯光，虽然你更喜欢明亮。你为什么愿意做你不想做的事情？通常是因为你期望得到什么。希望我们对睡眠原理和失眠的3P模型的解释帮助你认识到改变行为能打破睡眠的恶性循环：即使导致睡眠问题的不是糟糕的睡眠卫生，但它们会造成睡眠问题一直存在。

为了让你更愿意遵循睡眠卫生的指导方针，你应该回顾一下我们在第4章提出的问题，针对你想做出的改变，问自己以下问题：

如果我做出这个改变，我必须放弃什么？

如果我做出这个改变，我会经历什么？

我愿意放弃 X 吗？

我愿意经历 Y 吗？

通过放弃 X 或经历 Y，我有可能获得什么？

这些收获有多重要？

如果能有这些收获，放弃 X 或经历 Y 是否值得？

在面对做出改变时，和自己进行这样的对话很重要。这样，当你有重蹈覆辙的冲动时，你会克制冲动，采取不同的做法。准备好面对和驳斥劝说你的话，比如这是唯一能帮我撑过白天的东西；除非我睡着了，否则我没法放弃咖啡因。这种周而复始的想法是常见的障碍，如果你对这类想法有所准备，你成功的可能性会更大。有益的回应可以是：这也许是真的，但我想试一试。我要在三周内停止摄取咖啡因，看看这对我的睡眠会有什么影响。

现实的期望

要有耐心。大脑的改变需要时间，不会自动发生，可能需要两到四周持续不断的练习（比如每天在相同的时间起床）和数据记录。此外，在睡眠改善之前，你需要遵守大多数的睡眠卫生指导方针。你形成了放松程序，建立了固定的起床时间，这是很好的开端。但是如果你继续在一天比较晚的时候喝能量饮料，继续睡在不舒服的扶手椅上，你期望获得巨大的进步显然是不现实的。综合的睡眠卫生计划比单一组成部分的计划会更有效。

另一个方面现实的预期是指不要指望单独的睡眠卫生就能治愈你的失眠。行为睡眠医学领域中的大多数从业者赞同，尽管良好的睡眠卫生对保持健康的睡眠很重要，但它不太可能独

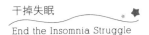

自治愈长期的睡眠问题。这就是为什么我们建议用睡眠卫生来辅助刺激控制疗法或睡眠限制疗法，而不作为单独的治疗。但是如果你的习惯非常不符合睡眠卫生的指导方针，而且这是你最愿意做的改变，那么也可以尝试单独使用睡眠卫生。少数来访者只需要这种治疗，他们一般是睡眠卫生很糟糕的人，而且睡眠问题只是最近才出现，不是长期问题。

基于数据做决策

追踪你在做的事情。这是一个实验，所以要像科学家一样对待它，客观地记录每天的数据。睡眠数据收集表是很好的记录工具。如果你在努力减少饮酒量，或者让起居时间更固定，或者改变了服用药物或锻炼的时间，睡眠数据会提供你所需的信息，帮助你了解自己的进步，寻找这些行为和睡眠模式之间的关系。对于其他指导方针，你需要对基本的睡眠数据进行扩展。例如，如果对于睡前放松程序，你可以创造了一个符号，追踪你什么时候做睡醒放松，你是怎么做的。如果你在实验睡前吃点零食，可以在数据收集表上标记你最后一次吃东西的时间。我们发现最好在"药物"或"C-A-N-E"列记录它，不要填在"睡眠周期"那列，这样查看躺在床上的时间和睡眠时间会更容易。

做计划

对于你考虑做出的每一个改变，制订出具体计划。你的计划应该包括：目标的明确定义（例如，完全戒掉咖啡因；中午过后不摄取咖啡因；中午过后不喝含咖啡因的饮料，但少量的咖啡因可以，比如巧克力中的咖啡因）；可能遇到的障碍（例如戒断后的渴求，没有不含咖啡因的替代品）；如何克服这些障碍的计划（例如，提醒自己为什么要做出这个改变，购买不含咖啡因的咖啡或茶）；如何追踪你遵守指导方针的严格程度及它们对睡眠的影响（例如，使用睡眠日志）。

你的睡眠卫生计划

运用《睡眠管理日志》中的"我的睡眠卫生指导方针表"，你可以形成你个人的睡眠卫生计划，并使用我们介绍的小窍门。你需要回顾在第 5 章中回答的有关睡眠卫生的问题。你会发现你已经记录了一周中遵守指导方针的天数，而不只是是否遵守了指导方针。这是因为行为是一个连续体。例如每天晚上睡觉前喝酒和一周只有一天晚上睡觉前喝酒是不一样的。

这种更细化的方法还能让你看到自己逐渐增加的进步。如果你一周有两天晚上喝酒，而不是以前的天天都喝，你会看到你有五天遵守了指导方针，而不是只看到你没有遵守它。我们希望这有助于你保持改变的动力，帮助你更努力地坚持指导方针。

你也许想知道遵守多少个晚上算"足够好"。例如，如果七天中有五天你在固定的时间起床，这算足够好吗？一般来说，

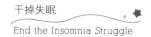
我们希望你每天都达到目标，尤其是一开始。一旦你建立起了新的模式或习惯，你可以实验并收集数据，看微小的改变对你的睡眠是否会有消极影响。记住引导你的应该是效果而非严格的规则。

Part3

改变扰乱睡眠的
思维模式

这个部分涉及你的思考以及它们如何影响你的睡眠。你也许还记得第3章中提到的很多因素会让天平从高质量的睡眠向低质量的睡眠倾斜。在接下来的三章里，我们会重点讨论你的想法会对这架天平秤起什么样的作用。

这个部分的前两章，即第10章和第11章将教给你两种传统的失眠的认知行为疗法中所使用的认知策略。这些策略基于改变，教给你如何改变思考的内容和时间。在第10章中，我们会重点讨论你在想什么。我们会探讨消极的思维模式如何扰乱你的睡眠，并提供了一种管理消极想法的工具。在第11章中，我们会帮助你改变思考的时间，这样你就不会在晚上睡觉时胡思乱想。

在第12章中，我们将教给你两种额外的认知技能：正念和认知解离。它们是基于接纳的干预，不同于第10章和第11章介绍的基于改变的策略。基于接纳的干预聚焦于产生思考时的心理反应，而不是去改变思考本身。这些技能并不属于传统的失眠的认知行为疗法，是我们为了优化失眠的认知行为疗法，从接纳与承诺疗法中借鉴来的。

我们欢迎你按顺序阅读这些章节，运用所有这些策略。如果你想把精力集中在一两种策略上，那就回顾一下你在第5章和工作表5.1中完成的内容，考虑一下哪种策略看起来最适合你，你愿意开始哪种策略，就直接阅读哪一章。

第 10 章

用认知重构改变你对睡眠的想法

据估计，人类每小时会产生成百上千的想法。产生如此大量的信息的目的是帮助你理解这个世界。想法的来源不计其数，包括你的观察发现、期望和个人经历。你的大脑用类别和标签整理、组织这些信息。大脑给你的想法分类，贴上诸如好/坏、总是/从不、正确/错误、爱/恨等标签。你现在就可以思考一下你在想什么？也许你在对这章的内容感到好奇；也许你在想昨天晚上睡得怎么样。看一看你是否能搞明白大脑是如何对这些想法进行分类的。你也许给好奇心贴的标签是"有帮助的"，给昨晚的睡眠贴的标签是"有问题的"。思维不是百分之百准确，也不是只产生有益的想法。在你困倦或有强烈的情绪时，思维通常不准确，也不太有帮助。例如，如果你精疲力竭，担心自己的睡眠，你更有可能产生以下的想法——今晚我肯定睡不着了。当然这种想法只会加重睡眠的恶性循环。

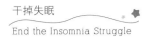

你会出现令人不愉快的情绪反应，比如沮丧或无助。这些情绪会激活你的神经系统，告诉它一些问题出现了。神经系统进一步给身体发出信号，让它变得更警觉，以便应对出现的问题。这会让睡觉变得更困难。

谁应该运用认知重构

认知重构可以改变你对所谓"正常"睡眠的迷思，改变你认为睡不着就是大灾难的想法，改变你对生活中其他造成紧张或焦虑的事件的想法，改变使你不愿改变与睡眠相关的行为的想法。如果你存在以下情况，那么认知重构可能对你有帮助：

- 关于睡眠，你有很多"应该"或"必须"（例如：我应该在五分钟内睡着；我今晚必须睡好；我应该睡一整晚，中间不醒）；
- 你非常担心失眠对健康或日常生活的影响；
- 你会围绕睡眠产生侵入性的或引发焦虑的想法；
- 你认为紧张、焦虑或抑郁加剧了你的睡眠问题；
- 你认为自己无法做出对你有益的行为改变；
- 你认为行为策略对你的睡眠没有帮助。

消极认知

消极认知就是被扭曲的或无益的想法（或者既扭曲又无益）。消极认知让身体不得安宁，扰乱睡眠与清醒周期。消极认知还会增加不安。它们可能会导致你在出现问题时选择权宜之计，而不是长期对睡眠有利的解决方法；它们也会对你的睡眠产生破坏作用，助长失眠的恶性循环。

你需要了解的关于消极想法的三件事是：第一，对睡眠有消极的想法是正常的。对充满挑战的状况产生消极想法是人正常的反应。第二，在你困倦或感受到强烈情绪时，消极想法就会增加。大多数有睡眠问题的人都会对睡眠产生消极想法。第三，消极想法助长消极想法。一个消极想法产生后，它会引发另一个，另一个又引发下一个。因此，失眠会引发消极想法，消极想法也会助长失眠。这就是为什么认知策略是失眠的认知行为疗法中非常重要的一部分。

认知扭曲

消极想法的一个类型是扭曲的想法。扭曲的字面意思是改变最初的状态。那么认知扭曲就是指具有真实的内核，但发生了某种改变的想法。认知扭曲会使你错误地表达真事的情境。例如，你会说"昨天晚上我一点没睡着"，但实际上，你睡了几个小时。

以下是一些常见的认知扭曲类型，看看哪个描述最符合你的情况。

- **全有或全无思维**。即头脑非要在全有或全无之间做出选项。例如，虽然你对自己说不要吃甜饼，但你还是

　　吃了一个。那你就会想"反正我的节食计划已破坏了，我还不如吃掉所有的甜饼"。

- **灾难化**。你认为自己无法应付发生的糟糕事情。你担心在演讲时你的表现不会好，你想"我一定会尴尬死的"。

- **过度泛化**。你会把一个事件看成所有事件的代表。如果你滑雪时摔倒了，你就会想"我永远也滑不了这条雪道"。

- **心理过滤**。你的思维被消极占据，忽视了积极的方面。虽然你在考试中做对了 99% 的题目，但你会想"我做错了什么"。扭曲的心理过滤让你只注意到答错的 1%，而忽视了答对的 99%。

- **贴标签**。你给一个人或一种状况贴上标签或故事。在某人面前，你发表了一段令人难堪的评论。你会对自己说："我真是个失败者。"你的思维陷入了毫无益处的贴标签模式。

- **个人化与指责**。在归咎错误时会发生这种情况。如果朋友不喜欢你推荐的书，你会很难过，会想"都是我的错，我本应该更了解他的喜好"。这时你的思维就陷入了个人化模式。另一个例子是，朋友给你推荐的书不好，你会感到愤怒，你会想"他是个糟糕的朋友，他本应该更了解我的"。这时的你就是在进行不准确的指责。

　　任何主题的认知扭曲都有可能影响你的睡眠。事实上，以上认知扭曲的例子没有一个是与睡眠相关的，但它们都带有评判性和指责性。这会提升你的唤醒程度，对你入睡和保持睡眠产生消极的影响。

无益的认知

消极想法的第二种类型是无益的认知。不管无益的认知是准确的，还是扭曲的，都会对你产生消极的影响。关于睡眠，我们在这里举一个非扭曲但无益的认知例子，"即使马上睡着，我也只能睡五个小时"这个想法没错，但它也会起到反作用，因为它所产生的情绪反应（比如焦虑和沮丧）对睡眠有消极的影响。

如何进行认知重构

有一种有效的工具，能够管理这些消极认知。它被称为"认知重构"，字面的意思就是改变或修复思想的内容。认知重构能帮助你消除扭曲的想法，留下更准确的想法。认知重构还帮助你重新组织准确但无益的想法。进行认知重构有三步，我们会依次详细说明每一步：

- 识别想法；
- 质疑想法；
- 运用替代想法，产生替代行为。

识别想法

你可能很清楚什么想法使你烦恼，并助长了你的失眠的恶性循环。如果是这样，把它们写下来。然后进行第二步。但是很多人不确定他们的想法是什么。因为想法通常是无意识的，稍纵即逝的，我们无法察觉它们。

"思想记录"是一种帮助你识别并加工你的想法的工具。如表 10-1 所示的认知重构中的思想记录表是我们喜欢的"思想记录"表之一（请看完本章后完成《睡眠管理日志》中的同一表）。我们建议你用情绪突然变化来帮助你识别消极想法。当你注意到这样的突然变化时，在第三列中写下你注意到的情绪（例如"恐惧"或"担心"），在第一列中非常简要地解释当时发生的事情（例如"铺床"），随后问自己"我在想什么"，并把你的想法写在第二列中（例如"如果今晚我睡不着怎么办"）。

表 10-1　　　　　　认知重构中的思想记录表

日期＿＿＿＿＿＿＿＿＿

第 1 步：识别			第 2 步：质疑		第 3 步：接下来做什么
什么情况	你的想法是什么 要具体，要分别识别出你的每个想法	你的感受如何	能发现扭曲之处吗 如果能，又是怎样的扭曲？ 更准确的想法是什么	这个想法是无益的吗 如果是，有益的想法是什么	你现在的感受如何 质疑你的想法如何影响了你的选择

以下几条提示有助于你完成第一步。首先，当你对自己说出想法时，尽量准确地捕捉它们。你对自己说话的方式真的很重要。"我真是个白痴"和"我肯定会犯错"对你会产生非常不同的影响。其次，思考你识别出来的想法是否足够具体，以便你能够操作它们。如果它们缺少细节，那你应该进行更深的挖掘。从显现出来的想法开始，为了获得更多的信息，你应该问自己，接下来的想法是什么。例如，你想到"如果我担心今晚睡不好，那明天的演讲会搞砸"，但这个想法缺少细节。你是担心失败，还是担心会因此丢了饭碗，抑或担心同事们的批评？当有了更多的细节后，你就能更好地处理你扭曲或无益的认知。

质疑想法

接下来的步骤是确定想法中消极的地方。这可能有点棘手，参考扭曲的认知清单会对你有帮助。对于"我永远也睡不着了"的想法，扭曲之处在于"永远"这个词，因为人不可能永远不睡觉。睡眠是生存所必需的，最终你的睡眠欲望会胜出，强迫你的身体休息。根本没有支持"我永远也睡不着了"这一想法的数据。地球上没有哪个人是不睡觉也能生存的。驳斥这一想法的说法倒是很有说服力：最终你会睡着的。现在，你需要更改最初的想法，消除扭曲，留下真实的内核：我睡觉很费劲，或者我真的很难入睡，或者我担心我睡不着。虽然这些没有扭曲的想法令人痛苦，但不绝对。它们对你情绪和行为的影响自然会不同于带有"永远"字眼的想法的影响。

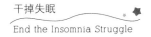
运用替代想法，产生替代行为

思想记录的最后一步是思考一下接下来做什么。看一看你的替代想法，注意你的情绪和身体感觉是否发生了改变。如果是，那发生的改变是怎样的？现在你的情绪是怎样的？你的选择又是什么？我们相信替代想法可以使你重新组织可供选择的替代行为。如果你的想法从"我永远也睡不着了"更改为了"我担心我睡不着"，那你的情绪或许也会从恐惧转化为悲伤或沮丧。你重新产生的认知可能是——是的，目前睡觉对我来说是一件很有挑战性的事情。你承认你在通过阅读睡眠方面的书，尝试新的方法来解决睡眠问题。你的替代行为会是拿出你的个人睡眠计划，提醒自己你采取了哪些行为来改善睡眠质量。这一步的目的是减少消极认知对你行为的控制。如果你回顾图 3-1 中的 3P 模型，你就会看到这样做是如何阻止失眠的恶性循环的。

举例：乔治的认知重构

还记得第 3 章中的乔治吗？他是一名自雇企业主，第三个孩子出生后，他开始出现了睡眠问题。他目前的问题包括难以入睡，早上醒得太早（大约凌晨 3:00）。他在白天感到疲劳，担心这会影响他的工作效率。不知如何解决睡眠问题让他很焦虑。在表 10-2 中，我们可以看到乔治如何完成了思想记录。他承认了一些关键的想法，然后质疑这些想法并替换它们。最后，他成功地找到了替代行为。

表10-2

乔治的思想记录

第1步：识别			第2步：质疑		第3步：接下来做什么
什么情况	你的想法是什么 要具体，要分别识别出你的每个想法	你的感受如何？	能发现扭曲之处吗 如果能，又是怎样的扭曲？更准确的想法是什么	这个想法是无益的吗 如果是，有益的想法是什么	你现在的感受如何 质疑你的想法如何影响了你的选择
睡觉时翻来覆去睡不着	明天我在工作上会出差错	恐慌，愤怒	扭曲：我会出差错 准确的想法：工作会困难 起来会更困难	认为我会出错毫无益处。比较有益的是承认工作起来会更困难	沮丧和接纳。我不愿意更辛苦地工作，但目前这就是我的现实。接受现实吧
一晚上醒好几次	失眠会要了我的命	恐惧，难过	扭曲：要我的命 准确的想法：有挑战性，令人痛苦，但我不会死于失眠	是的，毫无益处。比较有益的是认识到目前睡觉会有困难	决心。我要尽一切努力解决睡眠问题
做商业展示时，我感到疲劳，头脑不清醒	我是个失败者	厌恶，局促不安	扭曲：我＝失败 准确的想法：现在我在努力应对这个展示	给自己贴标签，表现得像个失败者毫无益处。比较有益的是承认现在是困难时期	担忧和焦虑。我需要投入额外的时间，一定要尽全力经营好我的企业

质疑常见的睡眠扭曲认知

以下是一些常见的关于睡眠的扭曲认知。它们是否看起来很熟悉？注意阅读我们是如何质疑这些想法的，看看你是否能想到替代的想法。

对于改善睡眠，我无能为力。

确实很多干扰睡眠的因素不是你能控制的，比如疼痛、过敏、更年期和抑郁症。但还是有很多你可以控制的因素，包括生活方式、无益的习惯和压力管理。消除扭曲的认知有助于你发现自己可以控制的因素，使你聚焦在生活中可以发生改变的方面。这本书也强调了为了改善睡眠你可以做的事情。

无论什么时候，无论怎样，只要我想睡就应该能睡着。

没人具有这样的控制能力和稳定性。事实上，没有哪两个晚上的睡眠是完全相像的。每天的睡眠都会有自然的波动，就像你的食欲和情绪。没人能控制自己什么时候睡着，什么时候醒来。八个小时的睡眠只是平均数，不是规定。

我必须更努力地改善睡眠。

这种压力会让你和失眠怪兽之间的拔河比赛永远持续下去。当你确定了什么时候该更用力，什么时候该放开绳子时，你就会找到睡眠的有效关键点。

我现在必须睡着。

这有可能会让你陷入无效的循环中，就像中国指套陷阱一样。这会给你带来焦虑，并让你产生一种我必须要解决这个问题的心态，但此时你的大脑正处于和这种态度相反的意愿状态。

错误的认知重构

在介绍认知重构时，人们有时会误解我们的意图。他们以为我们在建议他们"要有积极的思维"，或者建议他们控制思维，不再产生消极想法。如果这就是你努力要做的，那睡觉可能会变得更困难。相反，在处理你的想法时，我们建议你采用意愿技能。也就是说，你是否愿意让任何想法出现，但选择以不同的方式应对它们？

第一种误解是对于"要有积极的思维"的误解。也就是为了产生乐观的、充满希望的新想法，人们常会感受到压力。人们对认知重构的这种看法是可以理解的，因为大脑天生倾向于分类，消极的反面就是积极。然而，实际上我们建议你从消极变得现实，而不是从不现实的消极转变为不现实的积极。如果乐观的、充满希望的想法是实事求是的，那么很好，大脑会很高兴了解这些信息。但是如果这只是强装出来的积极态度，那很可能会产生相反的效果。你不会相信它，所以它不会发挥作用。你的头脑能看穿你。更有效的做法是消除所有的扭曲，包括积极的扭曲。这通常要求你靠向不适和不安（而不是抗拒它们）。这需要你愿意抗拒用积极想法替代消极想法的冲动。

第二种误解是认为你必须停止某些念头。大脑的构造方式会告诉你这是不可能的。你也许会发现自己在想"不要再那样想了""你必须往积极的方面想"。我们希望你能承认这只是另一种消极想法。这既是无益的，也是扭曲的——没人能控制自己想什么，没人能只想积极的事情。替代的想法可以是"尽我所能，注意自己的想法和它们的内容""目标不是消除这些想法，而是发现它们在起作用，并提供更可行的替代想法"。在练习认知重构时，一定不要和你的思维作对。你应该同时练习接纳头脑中产生的各种想法，然后用替代想法引导有效的行为。

常见问题及回答

我没有任何干扰睡眠的想法。我还需要填写思想记录吗？

其实最有可能的情况是，你确实有干扰睡眠的想法，但你没有意识到它们。想法是非常难以捉摸的，很难被注意到。身体会提供线索，让你意识到自己陷入了消极思维。如果你注意到自己有紧张、不安或其他强烈的情绪，那它们可能与重要的想法有关。你应该仔细审视这种情况下的想法，看它们是否是扭曲的或无益的。

我没带着思想记录工作表，我还应该记录我的想法吗？

表 10-1 的作用是在认知重构的过程中引导你，它起到的是提醒物的作用。如果你没把《睡眠管理日志》带在身边，也可以用身边任何方便的东西记录。其他可以记录想法的东西包括

索引卡、纸、杂志或酒巾。你完全可以创造属于你自己的思想记录表。只要你有很好的记录方法，你就会从中受益。

我不明白为什么我的想法是无益的。我应该怎么做？

你可能同时在质疑多个想法。如果你把一个复杂的想法分解成不同的部分，单独去处理每一个部分，那会怎样？一次只质疑一个观点，就会很容易地发现无益的部分。

如果你依然难以发现想法中无益的部分，那么问下自己——"接下来呢？"这个问题也有助于你分解你的想法，直击它们的本质。例如，假设你现在感到焦虑，并且产生了"我太累了"的想法。这不是一个扭曲的想法，你确实很累。但你不能马上搞明白为什么这个想法会让你焦虑。毕竟疲劳也可能会让有的人安心。所以你可以进一步探索："好吧，我累了。接下来呢？可能发生的最糟糕的事情是什么？"向自己提出这些问题有助于你找到被扭曲的想法，比如"我受不了了"或者"我这么累，一定会把事情搞砸"。

你确定这种干预会对我有帮助吗？

不确定。但是我们猜测它会有用。用思想记录监控你在想什么，这有助于你更好地了解头脑对你的睡眠有什么看法，还有助于在你和你的想法之间创造距离（详见第 12 章）。发现并纠正被扭曲的想法会降低你的唤醒程度，减少你在睡眠上的挣扎。这并不能保证解决你所有的睡眠问题，只是证明了认知重

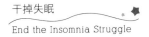
构是一种有效的工具。

我必须每天填写思想记录吗?

我们建议你至少先完成一天的思想记录,掌握识别思想以及它们与情感之间的联系的技能。在那之后,当你意识到自己在思考睡眠或失眠的代价时,使用思想记录来回应你出现的强烈情绪反应。

我不断尝试用积极的想法来替代消极的想法。为什么我不能说服大脑变得更乐观些?

认知重构的目标不是产生积极的想法,而是寻找隐藏在你想法中的无益的模式。当重构这些无益的想法时,你可以用更可行、更准确的想法替代它们。有时这些想法是积极的。更多的时候,它们并不是积极的。不过,想法的准确性使你能够对情况有更清楚的认识,从而更好地引导有效的行为。

我知道这些消极的想法如何影响着我的睡眠,我需要阻止它们。我怎么可能只有有益的想法?

你不能。阻止想法不是认知重构的目标。试图阻止或压抑想法会导致更多苦恼的产生,而不会减少苦恼。消极思维是习惯。形成新习惯需要时间和练习。然而,即使在养成新习惯之后,你依然会有消极的想法。不同之处在于,你管理或应对这些消极想法的方式变了。

在这个过程中我感到迷失，感觉无法招架。

如果思想记录让你觉得无法招架，那你可以考虑围绕思想记录完成一份思想记录。要认真完成，这样一些重要的信息才会显现出来。你是否给自己施加了太多的压力，从而让自己感到不舒适了？这时，放慢速度也许是最好的支持行为。你是否发现了一些关于睡眠和生活的重要感受？这时，和别人聊聊天或许会对你有益，比如和朋友或受过专业训练的临床治疗师探讨一下。记住，你的反应的强烈程度在为你提供重要的信息。

你是否监控了太多的想法？但我们并没有建议你把所有事情都写下来。聚焦于和你的睡眠相关的想法。这些想法的内容很可能能预测出你将睡得怎么样，如果睡不好会有什么影响，或者什么生活事件让你焦虑不安。你还可以聚焦于阻止你充分执行行为疗法的想法。

你的认知重构计划

用表 10-1 开始解决你的扭曲的或无益的想法。想一想什么类型的想法会助长你的失眠恶性循环。识别你对睡眠的想法，以及你对生活的想法，它们也会影响你的睡眠模式。记得留心四种最常见的认知重构目标：（1）什么是和正常睡眠有关的思考；（2）如果睡不着会发生什么样的灾难性想法；（3）关于生活中其他会增加紧张或焦虑的事情的消极想法；（4）妨碍你改变与睡眠相关的行为的想法。记住，身体感觉和强烈的情绪有

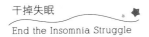

助于你发现重要的想法。

每天留心你的想法。让大脑习惯于发现并改变有问题的思维模式需要付出时间和练习。运用意愿技能，靠近你的感受，即使你在质疑自己的想法。小心不要让认知重构增加你的负担。

预期的效果

作为凡人，你依然会有消极的想法。每个人每天都会产生不准确的想法。你的目标不是消除某类想法，而是减少消极想法对你的睡眠和幸福的影响。

你可以看到你对消极想法的反应有怎样的改变。你能更好地意识到这些想法。你很可能会暂停下来去思考这些想法的深层含义，而不是接受想法表面的意义。你注意到自己开始做真相核查，会问诸如"这个想法中是否潜藏着扭曲之处"这样的问题。

通过练习，你会越来越快地发现并替代消极的想法。你可能会发现这些消极想法属于哪一种类型。这使你能更快地对类似的想法提出质疑。例如，你会对自己说："哦，我又灾难化了，我知道我不会死的。"

一段时间后，你会发现你的消极想法减少了，或者没减少。无论哪种情况，暂停、质疑和重构的过程都有助于你走出失眠的恶性循环。你会发现自己在做行为决策时会采用更准确、更有益的想法。因此，你坚持执行行为治疗计划的能力会得到提升。你还会注意到，随着自我对话的改变，你的生理唤醒程度降低了。

如何评估你的进步，何时考虑另一种策略

对于评估认知重构上取得的进步，不存在明确的量化方法。你可以把认知重构产生的效果作为指引你进步的指南针。发现和质疑消极的想法是否变得更容易了？改变思考的方式是否有助于让头脑和神经系统平静下来，从而减轻你的焦虑、紧张或其他苦恼？质疑消极的想法是否有助于你坚持执行行为疗法？

如果你在几周时间里，完成了很多思想记录，但没有感觉到任何效果，那我们建议你尝试本书介绍的其他认知策略。如果认知重构没有产生令你满意的效果，你也会想暂时停止它。实际上，理想的情况是，认知重构使你和消极想法产生了一定的距离，使你获得了更现实的视角。人们偶尔会有相反的体验，这说明认知重构没有见效。

● ○ ● ○ ● ● ●

如果你觉得认知重构有用，那除了执行行为疗法之外，你可以继续使用这个工具。你也可以暂停，把时间和精力投入治疗计划的构成要素中。当行为疗法实施了至少六周或八周后，你可以跳到第 13 章，评估到目前为止你的进步情况。

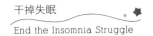

　　或者，你可以添加认知策略。再翻看一下《睡眠管理日志》中的"我的个性化治疗计划"，提醒自己还有哪些认知策略看起来更适合你。然后阅读第 11 章，了解指定的担忧时间，或者阅读第 12 章，了解基于接纳的策略——正念和认知解离。

第 11 章

指定担忧的时间

在前一章中，我们重点探讨了如何帮助你改变思考的内容。例如，你可以把令人担忧的想法（比如如果今晚睡不好，明天我死定了）变成不那么令人担忧、更加准确的想法（比如我会不舒服，会达不到最佳状态，但无论今晚睡得怎样，明天我都死不了）。但是如果你的想法是现实的，躺在床上时你产生了很多这样的想法（比如想着明天去杂货店的购物清单，或者想着如何解决一个困难的问题），那该怎么办？或者在你想睡觉的时候，你的头脑中反复出现一个现实的想法（我会没事的，我会没事的，我会没事的……），那该怎么办？活跃的思维会干扰睡眠，无论你在想什么。在本章和下一章中，我们将更多地聚焦于你的思维过程，即你想的方式，尤其是当你想睡觉的时候。

指定担忧的时间适合什么样的人

如果符合以下情况，这种策略会最有效：

- 一整天你都忧心忡忡；
- 在你想睡觉的时候，脑子不肯停歇。它可能忙着担忧或者有其他类型的想法，比如解决问题或计划。

为长期忧虑者指定担忧的时间

指定担忧的时间最初是为总是担忧的人设计的（这种病被称为广泛性焦虑症）。如果你是忧虑者，你可能不认为更多的担忧时间会有益于你。但是指定担忧的时间会让你以一种不同的方式担忧。在指定的担忧时间里，你只关注让你担忧的事情，不试图反驳自己，让自己放心；不寻求别人的宽慰；不转移自己的注意力；也不运用其他旨在减少担忧的技术。相反，你完全沉浸在你的担忧中。此外，在开始下一个担忧之前，你要把这件事彻底担忧完，而不是像长期忧虑者那样，在不同的担忧之间跳来跳去。像这样完全沉浸在担忧中会让你在想到让你担忧的事情时，变得不那么焦虑了（这被称为习惯化）。练习了几天指定担忧的时间后，你甚至会感到厌倦，而不是焦虑。最后，通过指定担忧的时间，你学会了有效地推迟其他时间的担忧，让担忧被控制在一定范围内，而不是到处蔓延。指定担忧的时间被证明能明显减少忧虑症状和失眠症状。

为失眠者指定担忧的时间

即使你不是长期忧虑者，也会从指定的担忧时间中受益。例如，你没有整天担忧，只是在晚上担忧。我们白天时常常很忙碌，或者很擅长分散自己的注意力，脑子没有很多时间去想我们要想的事情。当你躺在床上，周围一片安静时，你的脑子会利用这个机会担忧、担忧、再担忧。或者让你睡不着的不是担忧，而是其他思维过程，例如你躺在床上做计划，反复琢磨过去的事情，或者苦苦思索一个问题的解决方法。为了简单，我们在本章中大多数时候不会用"担忧"这个词，而是用"计划""思维反刍""解决问题"或其他能更好地描述你的思维过程的词。

如何利用好指定的担忧时间

无论你是一整天都担忧，还是只在晚上担忧，指定的担忧时间都具有两个基本的构成。第一，你抽出时间，在一天中较早的时间或在晚上较早的时间担忧。第二，当你在其他时间担忧时，提醒自己：大脑，你当然可以忧虑这件事，但现在不是时候。我会在今天早些时候给你机会担忧，我保证明天也会给你机会。

让我们详细探究这两个组成部分。

步骤 1：安排担忧时间

- 一天选择一个或两个时间，每次花 10 到 30 分钟担忧

（开始设定 10 分钟比较好。如果你发现时间总是不够用，可以增加时间）。

- 设置定时器。

- 在指定的担忧时间，不要解决问题，不要计划，不要试图宽慰自己，不要用其他想法或活动分散自己的注意力。

- 问自己："我在担忧什么？"当脑子里出现一个担忧时，沉浸在这个担忧中。问自己："最让我担忧的是什么？最糟糕的结果会是什么？"记住，不要解决问题，不要用最糟糕的结果不可能发生这样的话来宽慰自己。在进展到下一个担忧之前，问自己是否有和这个担忧相关的其他忧虑（就是彻底担忧完）。如果没有，你可以进展到下一个担忧。重复这个步骤，直到指定的担忧时间结束。

- 如果在时间用完之前，你没有可担忧的事情了，重复你已经彻底担忧完的事情。你应该在整个担忧期里不停地担忧。

- 在指定的担忧时间结束时，你会想做几个深呼吸，留意每一次深呼吸。这有助于你把注意力从思维转向身体。然后把注意力投入当下的活动（例如，做饭、交谈或工作）。下一章将探讨的正念对此会有帮助。

步骤 2：延迟担忧

- 在一天中的其他时间，注意你在什么时候担忧（哦，我在担忧）。

- 然后批准它（我当然可以为此忧心忡忡）。
- 把它推迟到下一个指定的担忧时间（我已经设定了担忧的时间。我会在傍晚 5:15 担忧它。或者我今天已经担忧完了，明天还会有机会）。
- 重新把你的注意力集中在其他事情上。
- 只要需要就重复以上步骤，哪怕只间隔几分钟。

常见问题（及解答）

但是我所担心的是严重的问题，我没法做一只把头埋在沙子里的鸵鸟，假装视而不见！

你当然可以在其他时间思考让你担忧的事情，只要你是在积极地解决问题，你可以做计划、做研究、咨询、解决问题或采取行动，只要不是担忧。我们可以把"担忧"定义为，用对未来的忧虑折磨你自己或让自己烦恼。当你发现自己在担忧，你有三个选择：（1）继续让自己关注这件令人忧虑的事情，但把担忧转化为解决它的行动；（2）把担忧推迟到你指定的担忧时间；（3）把指定的担忧时间改到现在。

担忧时间过去之后，我感觉更糟糕了。

每当来访者这样说时，我们发现他或她在担忧时间里思维反刍，而不是担忧。尽管我们说指定的担忧时间可以解决妨碍睡眠的任何思维过程，但对思维反刍需要特别注意。

思维反刍是一个认知行为学术语，指的是你一而再再而三地回顾过去。思维反刍是关于过去的，而担忧是关于未来的。因为某种原因，沉浸在担忧中会导致饱足感或习惯化，而沉浸在思维反刍中会培养更多的思维反刍。

不要用这种方法反刍过去！想过去的事情没问题，但接下来要聚焦于对未来的影响，不要反复重演过去的事情。例如，在指定的担忧时间，你可以想在前一天员工会议上你的失言，但接下来要关注你对失言的后果的担忧：

同事会不再尊重我；主管不会再把大项目交给我；我会被降级，在公司永无出头之日，最后会被解雇，找不到其他工作……

为了帮助你进一步理解其中的差异，以下是在相同情况下可能出现的思维反刍的例子：

不敢相信我说了那样的话！我太蠢了。之前约翰说了什么？（重演"愚蠢"评论之前和之后五分钟的所有对话）看看卡丽的脸……我的话让她很吃惊；她看起来很不赞同。当然，这只是我在职场中说过的很多蠢话之一。几个月之前，在类似的员工会议上……

总之，如果实施了几天指定的担忧时间后，你感觉更糟了，很可能你在这段时间里进行了思维反刍。看你是否能思考相同的问题，但应聚焦于对未来的担忧。如果你认为思维反刍是一种特别的妨碍睡眠的思维过程，你依然可以尝试指定的担忧时间，但不要对自己说，你可以晚些时候反刍这件事，当你试图推迟时，应该说类似这样的话：你可以晚些时候想这件事，但思维反刍没有用。

我可以只在非常担忧或焦虑的日子里使用指定的担忧时间，而不是天天使用吗？

经过一段时间每天的练习（持续几周，而不是几天），指定的担忧时间才会最有效。一开始，你应该每天练习，哪怕某天你不是非常担忧，然后你可以逐渐过渡到只在需要的时候使用。记住，你可能意识不到已经潜藏在思维中的担忧，除非你让头脑放慢速度，在指定的担忧时间放慢速度比在睡前好。如果即使放慢了速度，你依然没有很多忧虑，那么这是你应该记住的好信息。如果上床睡觉时担忧袭来，你可以提醒自己，白天时你的担忧都不足以填满指定的担忧时间。此外，如果你坚持每天都留出担忧的时间，那推迟担忧会变得更容易。如果你总告诉大脑明天可以担忧，但很少这样做，大脑很快就会抗议。

躺在床上时，我会想着待办清单里的各种事情。我并不很担心它们，只是为了记住它们或进行头脑风暴："哦，我必须跟医生预约。嗯，我需要为下周的旅行做什么准备呢？"我如何把指定的担忧时间运用到这种情况上？

在指定的担忧时间，你让头脑形成或回顾你的待办清单。如果这用不了 10 分钟，你可以反复回顾这份清单，直到凑够时间。你可以把清单写下来。当你躺在床上反复想你的清单时，这有助于你延迟它（谢谢，大脑，提醒我这些重要的事情，但我已经想过了，而且写了下来。现在不是想这些事情的时候。我明天还有机会想）。

我担心，一开始担忧我就停不下来，那怎么办？

这是很常见的担心，因为非常焦虑的来访者更容易有这样的担心。以我们的经验来看，指定的担忧时间不会打开无法关闭的"水闸"。记住，在指定的担忧时间里，你担心的事情已经在你的头脑里了。你不是在创造"衣柜里的怪兽"，而只是打开灯，看它们的眼睛。如果你依然有这样的担心，我们建议你采取一些步骤，让你更容易在担忧时间结束时放下你的担忧：第一，设置闹钟，把你从沉思中拉出来；第二，计划好担忧时间结束后要做的事情（例如，遛狗或打电话）；第三，准备立即开始指定的担忧时间的第二步，提醒自己很快会有下一个担忧的时间。

我可以在上床前实施指定的担忧时间吗？

我们通常反对这样做，而是建议在担忧的时间和上床睡觉之间设置缓冲区。事实上，有人发现把担忧的时间安排在晚上的任何时候都会破坏他们的睡眠，最好安排在一天的早些时候。有些人觉得安排在晚上很好，但至少要和睡觉隔开两个小时。但是人们偶然发现在上床前担忧是有益的，他们通常把指定的担忧时间作为"倒垃圾"的时间，说担忧时间之后，他们的头脑最清醒，最无忧无虑。最后，如果担忧让人睡不着，尤其是如果他们白天或晚上早些时候没有安排担忧时间，他们会下床来完成指定的担忧时间。我们建议你一开始先把担忧的时间安排在白天或晚上早些时候，看一看你的反应。你可以尝试在一天中不同的时段确定最适合你的担忧时间。记住，把效果作为你的指南针。

我应该把担忧的时间安排在每天相同的时候吗？

不，只要你做了，是否把担忧时间安排在每天相同的时候并不重要。但是你会发现，如果把担忧时间安排在一天中固定的时间（比如 11:30），或者和每天的事件联系起来（比如午饭前），你会更容易记住它或把它安排进你的日程。如果它和你的日程安排不兼容，你可以把担忧时间安排到下周。知道下一次担忧在什么时候会让延迟担忧变得更容易。

白天我确实有很多担忧，但不认为让我睡不着的是担忧。我的睡眠很轻，断断续续，但不会醒着躺在那里担忧。这个策略对我这种情况会有用吗？

当然！如果你白天思虑很多，这个帮助你更好地管理忧虑的方法能降低身体唤醒程度，所以有助于你睡得更好。

我对它表示怀疑。

本书中的很多策略有违直觉，指定的担忧时间也不例外。有人认为这是个聪明的观念，立即就接纳了它，而其他人则不认为能从中受益。我们喜爱这个策略的原因之一是使用它的成功率非常高。只有当来访者不认真执行它，或者在指定的时间里进行思维反刍时，这种方法才会失败。即使你心存怀疑，我们仍建议你尝试执行一两周指定的担忧时间。如果没用，你随时可以停止。

你指定的担忧时间

完成《睡眠管理日志》中"我指定的担忧时间"部分之后，你可以根据自己独特的情况完成个性化的指定的担忧时间。如果你对最后一个问题，即你是否愿意尝试这个策略的回答是肯定的，那么准备好开始吧！

如何评估你的进步，以及何时考虑其他策略

当来访者实验了一两周后，他们的声音中会带着惊喜，他们会说："它真的有效！"我们很喜欢听到这样的评价。如果指定的担忧时间对你有帮助，你会感觉得到。你很可能会注意到在指定的时间之外，包括你想睡觉时，你可以更轻松地放下担忧（有其他思维过程）。在指定的担忧时间里，可能会出现没事情可想的情况。或者你会发现每天你担忧的都是相同的事情。这些体验常常会带来顿悟。

例如，一位来访者说："我意识到无论如何我的担忧连10分钟都填不满，它怎么可能让我整晚睡不着！"其他来访者意

识到他们活跃的大脑并没有提供什么新东西。这种认识有助于他们在睡觉时不胡思乱想。例如，当开始担忧时，他们会对自己说："是的，我可以想这件事，但这真没有什么新鲜的，还是等到下一次指定的时间再想吧。"

如果你认为指定的担忧时间对你没有帮助，常见的原因有两个。第一，因为你没有在执行它。有些人就是不愿意尝试指定的担忧时间。有些人想永远延迟担忧，甚至不安排定期的担忧时间。如果你一直不愿意执行指定的担忧时间的两个步骤，那原因是什么？你认为这不会对你有帮助吗？如果你不是容易担忧的人，或者你的思维在睡眠窗口时不是特别活跃，那你的想法可能是对的。如果是这种情况，我们同意把你的时间和精力投入其他策略会对你更有益。相反，如果你容易担忧，或者在睡觉时脑子很活跃，那我们建议你设法让自己更愿意尝试指定的担忧时间。正如我们在前文中说的，我们发现指定的担忧时间对我们的很多来访者来说是非常有帮助的方法，即使是那些我们一开始介绍这种方法时，表示怀疑或害怕的来访者。如何让你变得更愿意尝试取决于你的障碍是什么。你也许应该重温意愿的概念（第 4 章），用认知重构（第 10 章）克服阻碍你的想法，或者解决实际的障碍，比如没法独处或没有时间。

第二个常见的原因是思维反刍。就像我们解释过的，当人们反刍过去时，他们的感觉会更糟糕。如果在尝试指定的担忧时间之后，你的感觉更糟了，那么不妨问自己在指定时间里，

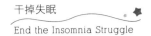

你的思维是不是像"坏了的录音机"一样。运用我们在上文中提供的建议，从对过去的反刍转变为对未来的规划，然后重新评估指定的担忧时间的效果。

● ○ ● ● ○ ●

如果指定的担忧时间有效，那么除了执行行为治疗计划之外，继续使用这个工具。如果你执行了至少六周或八周的行为治疗计划，欢迎你跳到第 13 章，评估你的进步。也许你想学习其他有助于阻止失眠的恶性循环的认知策略。

在下一章中，我们提供了其他让头脑安静下来的工具。你可以选择使用这些工具，而不是指定的担忧时间，也可以在使用指定的担忧时间的同时，使用其他工具。正念特别适合补充指定的担忧时间中延迟的部分。如果你虽然告诉自己很快就可以担忧了，但依然很难把注意力从令你担忧的事情上转移开，那么我们建议你阅读下一章。

或许练习指定的担忧时间让你认识到了消极思维的模式，比如总是预测会发生最糟糕的结果。如果是这种情况，而且你还没有阅读第 10 章，那现在是时候学习如何运用认知重构来处理思维的内容了。

第 12 章

接纳你的想法

本章探讨了运用基于接纳的认知工具来优化你的个人睡眠计划。设计并执行个性化的睡眠计划非常具有挑战性。你厌倦了总是很疲劳,希望马上解决问题。不幸的是,失眠的认知行为疗法不是速效方法。在看到效果之前,你必须忍受额外的不适。你还必须改变目前的习惯和模式,必须说服自己采取不同的行为。你需要完成各个工作表,重新设计白天和夜晚的例行事务。

基于接纳的工具有助于你应对这些挑战。

就像工具名称所暗示的,采用这些策略的基本前提是开放的态度,接纳你的所有体验,包括你的想法。这是一种范式的改变,因为我们对让人不舒服的想法的自然反应是评判它们,评价它们,做出不假思索的反应。因此,基于接纳的认知技巧的重点在于,训练大脑以不同的方式回应你的想法。我们发现

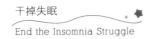
这些技巧是对传统认知技巧的补充。

失眠者一般很难让"喋喋不休"的大脑停下来。忙碌的大脑妨碍入睡和保持睡眠。你可能"很累，但很兴奋"。和睡得好的人相比，失眠者更常出现这种具有破坏性的大脑活动。此外，失眠者的忧虑更多，会更努力地控制自己的思维。基于接纳的工具可以应对所有这些挑战。

正念和认知解离适合谁

基于接纳的正念和认知解离能帮助你管理自己忙碌而活跃的头脑。在你想睡觉时，这会非常有用。它们还有助于降低一天整体的唤醒程度。最后，这些策略有助于纠正让你不愿改变行为的那些想法。如果你存在以下情况，这些基于接纳的工具可能对你会有帮助：

- 躺在床上时或在晚上，你的脑子飞速转动，思绪万千；
- 你的想法不断重复，就像脑子里在循环播放录音带；
- 睡不着时，你会变得非常沮丧，非常灰心；
- 你会突然冒出和睡眠相关的想法，这些想法令你焦虑（在一天中任何时候）；
- 上床睡觉时或在晚上，你会想到生活中其他让你很有压力的事情；
- 你认为自己不可能做出那些有益的行为改变；
- 你认为行为策略对你的失眠不会有帮助；
- 你在使用指定的担忧时间，但很难延迟你的担忧。

心理健康

你可以将基于接纳的方法用于各种想法。这些技巧提醒我们想法不是事实，想法只是想法，它们有可能是真的，有可能是假的，也有可能介于两者之间。接纳不是喜欢或想要某些想法，而是允许这些想法存在，不让它们对你的选择产生不良的影响。"不良"指的是对你的价值观和目标不利。

你应该把基于接纳的方法看作改善心理健康的方法。心理健康为你实现目标提供了力量和承受力。通过有氧运动、举重训练、拉伸或瑜伽，你可以改善身体健康。每种练习都有助于提高你做自己想做的事情的能力。回想有关滑雪的讨论，你可能会赞同，在准备时练练力量和拉伸，你更有可能成功地滑下山。

心理健康类似于身体健康。如果在准备时，你让头脑变得更有力量、更有灵活性，你就更有可能成功地完成富有挑战性而且常常令人不舒服的睡眠计划。心理健康技能有助于让天平向良好睡眠这一侧倾斜。这些技能帮助忙碌的大脑安静下来，帮助你坚持自己的睡眠计划。

心理健康与睡眠

心理健康技能多到数不清。意愿技能是其中的一个例子，因为它鼓励你对自己的体验保持开放和接纳。我们在第 4 章介绍过它，因为我们经常发现在治疗的早期训练这种能力非常有

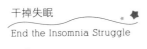
帮助。

在本章中，我们将聚焦于与睡眠最相关的两个额外的心理健康技能。它们是正念和认知解离。练习这些技能的失眠者更有可能睡好觉。你可以在任何时候、任何地方练习正念和认知解离。你可以在比较正式的环境中，用枕头、引导录音等道具进行练习，也可以不太正式，除了头脑和呼吸之外，什么都不用。在《睡眠管理日志》中印有辅助你练习这些技能的引导性音频二维码。

正念

正念就是有意识地把注意力集中在当下。在这个时候，我们"全心全意"。它指的是你有意识地选择关注当下正在发生的事情。让我们来试一试。把计时器设定 30 秒钟，让自己在这 30 秒钟里全神贯注于周围的声音。你可以睁着眼睛，也可以闭着眼睛，让身体处于一个舒服的姿势。然后尽你所能地关注周围的声音。时间一到，开始向自己提出以下问题：

1. 我听到了什么？
2. 声音在这 30 秒钟里有改变吗？
3. 我是否注意到了新的或不同的声音？
4. 在这段时间里我是否有什么想法或评价？
5. 在专心倾听声音时，我是否走神了？如果是，我去想什么了？

这是正念练习的一个例子。你有意识地练习关注当下。在这个练习中，你用五感之一引导你的注意力。你留心注意力的改变（或者没改变），留心产生了什么想法。不必评价你在正念练习中做得如何，因为并不存在所谓的正确方式。研究显示每天练习正念（累计大约 30 分钟），持续八周，你的大脑就会受到影响。

正念练习不是为了获得幸福感、满足感或空灵的头脑。我们关注当下时所获得的信息常常是令人不快的或令人痛苦的。做正念练习的关键在于对你此时此地所感受到的事情尽可能保持开放，与任何想法、情感、感觉同在。通过正念练习，你更能意识到当下发生的事情，而不必对它们做出反应。这有助于你坚持自己的目标。例如，当治疗计划让你感到焦虑时，正念练习有助于你注意到这一点。你会注意到这些想法，然后继续你的治疗计划，因为这符合你改善睡眠的目标。

当听到"正念"这个词时，你也许还会想到冥想。关于这两个概念的异同也有非常多的说法。考虑到我们的目的，"正念"在这里指的是有意识地练习关注当下。"冥想"指的是特定类型的正式的正念练习。然而，我们不想让你太操心这些标签。无论你怎么称呼它，加强你专注的能力对睡眠会非常有帮助。这是因为你在教大脑和当下建立联系。如果活跃的大脑让你睡不着，那么这种方法有助于你让头脑安静下来，还有助于你发现引发焦虑或唤醒的想法，并且平静地面对它们。

正念练习

关于如何练习正念存在着很多观点。呼吸是很多正念练习的重要组成部分，但正念不一定要涉及呼吸。我们所知的最重要的指导原则是：只管试一试！正念不是通过阅读或看录像就可以获得的技能。你必须做一做。以下是如何开始练习的一些建议。

- **五感。**五感是非常宝贵的资源。无论你什么时候需要，它们总会在你身边。用五感去关注。开始一次 30 秒钟。选择一种感官，重复我们在这个部分开始时描述的练习。注意你听到、闻到、尝到、摸到或看到了什么，关注你的注意力，为走神做好准备。当你走神时，温柔地鼓励头脑重新回来感知你所关注的东西。

- **平常的或自动化的任务。**令人厌倦或乏味沉闷的任务是很有价值的资源。像刷牙、叠衣服或洗盘子这样的任务常常只需要很少的注意力，会让人不禁做起白日梦。从事这类活动之一，把所有注意力都集中在这项活动上。让我们以刷牙为例，你会注意到牙膏筒在手中的感觉，手指如何知道应该使多大劲可以把牙膏挤到牙刷上。注意手臂如何把牙刷举到嘴边，嘴唇如何适时地张开。注意你从什么地方开始刷，牙刷和牙膏在牙齿和牙龈上的感觉。关注你的注意力，为走神做好准备。当你走神时，温柔地把注意力引导回你的任务上。

- **音乐**。选择一首你知道而且喜欢的歌曲，连续听五遍。每次听的时候，只选择一种乐器关注（比如鼓、歌唱或吉他）。只聆听和关注这种乐器。关注你的注意力，为走神做好准备。当你走神时，温柔地把注意力引导回你选择的乐器上。然后选择一首你不熟悉的歌曲，重复这个练习。
- **呼吸**。就像你的五感一样，你也可以利用呼吸来练习。呼吸随时都在恭候你。从 30 秒钟开始。关注你的呼吸。注意每一次吸气和每一次呼气。你不需要改变你的呼吸，也不需要保持呼吸恒定不变。只要注意每次呼吸原本的样子就好。为走神做好准备。当你走神时，温柔地把注意力引导回呼吸上。

如果你觉得 30 秒钟的练习很有用，你可以尝试延长时间，比如 5 分钟，10 分钟更好。你可以扫描随书的《睡眠管理日志》提供的音频二维码。

正念练习总结

正念是一种练习，是随着时间培养起来的技能。正念训练能带来力量和灵活性。它是改善心理健康的一种方法。最好每天都练习，每天三分钟比每周练一次、一次两个小时更有价值。正念就是这么触手可及。

认 知 解 离

认知解离是我们介绍的第二种心理健康工具，它源自接纳与承诺疗法。之所以会产生这种方法，是因为我们知道思维有时会一片混乱，我们会迷失在各种想法中。我们和想法"融合"在一起，迷失了自己，也看不到其他有益的信息。想一想照相机的变焦镜头。当你把镜头推近时，焦点聚集在景物的一小部分上，镜头屏蔽掉了其他信息。现在想象你的眼睛和镜头融合在一起，你不再是透过镜头观察的人，作为人的你和作为镜头的你已经分不开了，这就是融合。

当然，融合并非"坏事"。融合在某些情况下是有益的。当你在车流中驾驶时，集中注意力很重要。你的所有思想和感觉都应该聚焦到驾驶上，忽视周围干扰注意力的事物，比如收音机或手机。然而在和睡眠相关的情况中，融合往往毫无益处。当你想睡觉时，把镜头拉近，放大你的想法和感觉是有问题的。变焦镜头放大了你的担忧和恐惧。当你和此刻的想法融合在一起时，你最终会陷入失眠的恶性循环。

认知解离让你和头脑产生的想法保持距离。在解离中，我们对陈述是否真实不感兴趣，真正感兴趣的是你是如何变换视角的，这涉及你和你的想法之间的关系。当你和你的思维内容解离开，你和你的思维都会变得更客观，较少反应性。

认知解离练习

练习认知解离的方法很多。就像正念一样，关键在于进行实验性的练习。思考和阅读对认知解离当然有帮助，但这并不能直接改善你的心理健康。以下是关于如何开始练习的一些建议。

- **说出来，驯服它。**想一两个与睡眠有关的、最让你苦恼的想法。把它们对自己说几遍。现在把它们写在一张纸上。把这张纸放在你面前的地板上。默读这些想法，然后一边围着这张纸转圈，一边反复读它们。当你转身背对着那张纸时，把这些想法记在脑子里。

你注意到了什么？你可能会有这样的想法，"哦，那个想法又出现了，就像一台坏了的录音机"，或者你会对自己说："我在这里，俯视着这些想法，我疑惑我为什么这么做"。无论你想到了什么，你很可能会意识到自己是个人，和这些想法是分离的。你是你，纸上的那些文字是你的想法。你不是你的想法。无论你的思维内容是什么，此时此刻你正在注意着这些想法。你拥有这些想法，但它们不拥有你。这就是认知解离。

- **电视播报。**想一想会提供持续不断的信息的电视节目，比如新闻频道、体育频道和天气台。电视播报就是电视机屏幕下方持续不断的文字流。这些信息不断出现，有时是新信息，有时在重复旧信息。与此同时，屏幕还播放着与文字不同的节目。

现在想象你的想法就像电视屏幕下方播报条的内容。而你是看着这些川流不息的信息的人。有时是新信息，但经常只是重复旧信息。当你注意到你在这里，你的想法在那里（在屏幕上）时，你就是在练习认知解离。

- **玩各种"包装"**。解离的另一种方法是尝试想法的各种形式，做法有很多：
  - 唱出你的想法！把它们唱得像歌剧，或者用熟悉的歌曲的曲调或诗歌的节奏把它们唱出来或说出来；
  - 用熟悉而滑稽的声音把你的想法说出来，比如唐老鸭的声音；
  - 在电脑屏幕上打出你的想法，然后复制很多遍，每一遍采用不用的字体和字号；
  - 所有这些练习旨在提醒你想法只是想法。

- **谢谢你，大脑**。认知解离可以很简单，简单到只是对大脑说"谢谢"。下次当头脑中冒出有关睡眠的消极想法时，你可以试一试。

  你的大脑："我永远也睡不着了。"

  你："谢谢你，大脑。"

  你的大脑："这本书不会对我有帮助。"

  你："谢谢你，大脑。"

你的语气一定要友善而充满爱心。你应该是真诚的，而不是嘲讽的。你不喜欢头脑提出的想法，但依然可以感谢它。你的大脑在做它天生应该做的事情。大脑天生就会以惊人的速度产生想法、情感、欲望、感觉和记忆。它还提醒你，你也只是在做你注定会做的事情，你注定会注意到所有这些信息，你注定会让这些信息支持你，而不是支配你。

- **更多的选择**。当然有其他练习解离的方法。例如，你可以想象你在游行队伍旁，游行的人们举着牌子，牌子上写着你的想法，你看着这些想法经过。我们录制了一些引导你做解离练习的音频（扫描《睡眠管理日志》中的二维码试听）。

案例：乔治如何使用正念和认知解离

我们会运用第 3 章介绍的乔治来解释这些技能。乔治是自雇企业主兼三个孩子的父亲。他的睡眠问题开始于第三个孩子出生之后。他目前的问题包括入睡困难，早上醒得太早（大约凌晨 3:00）。白天他感到很疲劳，担心自己的工作效率，为如何解决睡眠问题而焦虑万分。乔治的头脑非常活跃、忙碌。白天和晚上他的大脑都在飞速运转，一些想法反复出现。

正念练习是他睡眠治疗计划的一部分，他开始在白天进行练习。每天他至少会专心致志地做一件日常事务，比如刷牙，抹剃须膏，或者和孩子们亲吻告别。在办公室里他练习放慢速度：打完一个电话后，他用心做三个深呼吸，然后再打下一个电话。从办公室到会议室或洗手间，他会用心地走，把注意力都放在当下的事情上。

在日常生活中练习正念大约一周后，乔治开始每天设置 5

分钟或10分钟做"正式的"正念练习，有时他会使用引导录音，有时会静静地练习。他通常在晚上孩子们上床睡觉后练习。有时正念练习有镇静的效果，有时则会让他更加意识到痛苦的情绪和感觉。乔治提醒自己，正念练习的目的不是为了获得某种感受，而是开放地对待所有的感受。

乔治的大脑在晚上依然很忙碌，但白天的正念练习开始发挥作用：当躺在床上时，他可以做到放开他的想法，专注于他的呼吸。有时他会加入认知解离技能，进一步和自己的想法脱离开。他的首选是想象自己的想法是电视机屏幕下方的播报文字，有时也会把自己的想法放到游行人群举的示威牌上，或者放到顺水而流的树叶上。

通过大量练习，乔治能够更好地和过度活跃的头脑保持距离，活在当下了。白天他的头脑依然能快速运转，帮助他应付工作，但他也可以抽空短暂地休息，避免狂乱。当想睡觉时，他现在能做到把脑子里想的事情放下。

正念和认知解离为什么会不管用

正念和认知解离存在两个常见的挑战。第一个是在其他时间运用接纳技能。举例来说就是为了帮助入睡，在晚上运用正念或认知解离。这是一个陷阱，你在用你的技能改变你的状况。它之所以是陷阱，是因为这些技能的目标不是要改变你的状况，而是要你接纳现状。当你的意图是无论发生什么，都接纳它们，不做评判，不期望改变时，心理健康的技能会发挥最好的作用。此时，重要的是提醒自己，你在运用心理健康技能接纳在你想睡觉的时候睡不着的事实。

第二个挑战是知道应该在什么时候、什么地方练习正念和认知解离。当然，在你辗转难眠时，尝试这些技能的动机最强烈。这就类似于通过跑步试图改善心血管健康。健康能力需要提前磨炼。为了增强力量，提高耐力，你需要投入时间和持久的练习。建议你先在白天（或在你的清醒周期里）开始练习正念和认知解离。当你变得熟练之后，可以在睡眠周期里运用这些技能。

常见障碍（及解决方法）

我没时间。

把一些正念练习和认知解离练习运用于这句话。当你和这种想法分离后，发生了什么？解决这个想法用不了多少时间，这些技能正是你没有时间也可以练习的技能。就是这么简单直接。

太灵性了（太宗教性了，或者太不科学了）。

尽管正念起源于佛教和印度教，但我们可以用非宗教、非灵性的方式来练习它。在过去几十年里，诸如乔·卡巴金（Jon Kabat-Zinn）和杰弗里·布兰特利（Jeffrey Brantley）这些研究者将正念运用于治疗一些疾病。在西方，正念得到了强有力的科学支持。目前它得到了普遍认可，被认为是治疗疾病和精神问题的有效干预方法。认知解离同样具有科学基础。它主要来源于斯蒂文·海耶斯（Steven Hayes）的心理学实验室。你可以查看这些研究者的出版物，更多地了解正念和认知解离的科学依据。

它只是目前的一股潮流。

正念和认知解离目前确实很流行。这是有原因的。研究一致显示它们具有显著的良好效果。即使潮流变换了，你依然可以确信它们的效果。

当我尝试时，我真的觉得不舒服。或者当我尝试时，我变得很情绪化。

是的，有关改善心理健康的练习不是件容易的事。有时这些技能会让人不舒服。提醒自己这些不适是有价值的。建立一些个人的指导原则，关于什么情况属于超出了你的舒适区，但没有进入危险区。当你走出了自己的舒适区，你应该告诉自己不要担心，还要表扬自己。如果你发现自己在走向危险区，那么要停下来。

它不能帮我入睡。

掌握这些技能的目的不是为了帮你入睡，而是为了帮助你接纳现实。你不幸陷入了失眠的恶性循环，这些技能通过改变

CHAPTER **12** · 接纳你的想法

你和你的想法之间的关系，打破这个循环。接纳而非抗争，通过和你的想法分离，你的生理唤醒程度会降低。这有助于你的身体为睡眠做好准备，而不是帮助你控制睡眠。

同样地，这些技能有助于你坚持你的治疗计划。如果在充分执行刺激控制或睡眠限制，或者在做出令人不舒服的行为改变时，遇到了思想上的障碍，那你就可以用正念和认知解离灵巧地绕过障碍。你可以感谢你的大脑，然后继续做。长期来看，这有助于你睡得更好。

我不太喜欢做针对心理健康方面的练习。我必须这样做吗？

不，你不必做任何你不愿意做的事情。但是，想一想尝试一下是否值得。你不用喜欢它，也能发现它的益处。

你的正念和认知解离练习计划

在《睡眠管理日志》中"我的正念和认知解离练习计划"部分，可以进行你的正念练习和认知解离练习。想一想你愿意运用哪种练习。设置练习这些技能的时间。为了执行计划，你需要使用一些提醒物，比如即时贴或手机闹钟。扫描《睡眠管理日志》的二维码试听相关音频内容，也许其中有的能为你提供有益的指引。

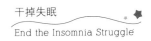
预期的效果

正念和认知解离的学习曲线是非线性的：前进两步，后退一步。有些日子你发现比较容易做到关注当下，和你的想法解离，但有些日子就不那么容易。如果你每天练习，会发现改善很大。这些技能需要持续和重复练习。随着心理健康的提升，你会发现你会对忙碌的大脑做出有效的干预。躺在床上时，你能够让忙碌的大脑安静下来。你会选择一个关注点，比如呼吸，并且不断回归这个关注点。你保持专注的能力会得到提升。你会越来越能意识到什么时候自己的注意力跑偏了，并能把它拉回来。正念训练能帮助你更好地感知自己的想法，这是认知重构的第一步。运用指定的担忧时间，正念训练可以帮助你更快地意识到什么时候你在担忧。当你决定把担忧延迟到下一个指定的时间时，你可以用正念帮助你把注意力转移到当下（或者你想关注的任何事物）。与之类似，你可以运用认知解离对自己说："哦，我担忧了。谢谢你，大脑，但我会晚一些再担忧！"这些基于接纳的技能能够让你更好地提升那些基于改变的认知技能。

如何评估你的进步

我们已经说过，正念练习不会让你获得任何特定的结果，比如空灵的头脑或平和的状态。正念，追求的是"不强求"的态度。那么如何判断它是否有效呢？用效果作为你的指南针。

　　尽管每次练习正念，你不一定会感到放松，但经常练习会让你一整天都精力更集中或更平静。你是否注意到使失眠愈演愈烈的焦虑感减少了？在睡觉时，你能否用白天正念练习中学到的东西让头脑平静下来？

　　练习认知解离是否有助于你暂时放下你的想法？例如，在出现"我很累，我必须在床上多躺会儿"这类想法时，你是否会选择不按照它们采取行动？你是否不把脑子里冒出来的灾难性想法太当回事？如果上床睡觉时或半夜醒来时，你的脑子忙碌不停（实施认知重构会让人清醒），你是否会用解离策略让自己脱身？

○○○●●○○

　　再次翻阅一下《睡眠管理日志》中"我的个性化治疗计划"，你是否已经运用了你所选的所有策略？你是否至少实施了六到八周核心的行为疗法？如果是，你已经为阅读第四部分做好了准备，这个部分会帮你评估你的进步，调整你的计划，如果需要的话，并保持你所取得的收获。

　　如果没有至少执行六到八周，那么继续执行你的治疗计划。你也许想在此多停留一会儿，把精力集中在你已经使用的策略上。或者你想在工具箱里增加新的认知策略或行为策略。当然，你应该用睡眠数据收集表和睡眠数据总结表继续追踪你的进步。

Part4

回顾你的进步，
保持已有的收获

第 13 章

是时候检验一下效果了

在你积极地执行过六到八周的治疗计划后（不包括最初收集数据和形成治疗计划的时间），我们认为这章会对你非常有用。如果你还在积极的治疗中，那你可以晚些时候再回到这一章。如果你已经执行了六到八周的行为治疗计划（刺激控制、睡眠限制或两者的结合），那么是时候对此计划的效果进行一下评估了。在你做完评估后，我们会帮你确定接下来的步骤。

评 估

在第 1 章中，我们强调了追踪睡眠情况的数据的重要性——不能只靠你的记忆或泛泛的感觉来记录睡眠。希望你在治疗期间都一直在记录睡眠数据，完成睡眠数据总结表。如果你没有这样做，那就从现在开始行动，收集一两周的数据吧。

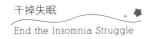
现在你睡得如何

查看一下《睡眠管理日志》的两个睡眠数据总结表，比较一下你现在和执行治疗计划前的睡眠情况。下面的清单描述了一些你可能感兴趣的要素。你的失眠的一些独特性使得其中一些变量对测量进步特别有用。你可以查看"我的个性化治疗计划"中制定的目标，以此提醒自己需要做出的改变。

- **总睡眠时间**。查看你每晚睡了多少个小时？你的总睡眠时间是否接近你所需要的睡眠时间？或者你是否认为自己经常睡眠不足？如果你睡不够觉，那么比较一下你目前的总睡眠时间和治疗前的总睡眠时间。睡眠在向着好的方向发展，还是根本没有改善？

如果你的睡眠时间达到了身体需要的睡眠时间，那太棒了！睡眠是否比治疗前多真的并不重要。也许治疗前你就获得足够的睡眠，你需要改善的是睡眠质量，而不是数量。也许在你进行治疗前，你有时晚上睡得很好（例如总睡眠时间达到八个半小时），有时睡得不好（例如，总睡眠时间只有三个小时），最后平均下来得出了尚可的平均总睡眠时间（例如七个小时）。如果你现在每晚都能睡七个小时，尽管平均总睡眠时间没有变，但你可能会比以前感觉好很多。

- **躺在床上的时间和睡眠效率**。你在床上躺了多少个小时？其中多大比例的时间被用于睡觉？它和治疗前有何不同吗？

我们常常看到来访者在这方面取得了很大进步。如果你和我们的很多来访者一样，曾为睡眠留出很多的时间，但实际睡觉的时间只占了其中的一部分。例如，你留出九个小时用来睡觉，却只睡了六个小时。那就意味着你有三个小时没有被用于睡觉，也意味着你用于生活的时间少了三个小时。你可以再做进一步的计算，来突出你的收获：用 24 小时减去你躺在床上的平均时间，得出你起床四处活动的小时数。

如果你根据失眠情况做了调整，减少了躺在床上的时间，那我们就不会看到睡眠效率的改善。也就是说，有些人不介意上床时间比他们首选的睡觉时间晚很多，因为他们知道即使上床以后他们也睡不着。还有些人凌晨 3:00 就醒了，于是他们干脆起床开始一天的生活。如果你的情况和他们类似，那么和睡眠效率的改变相比，躺在床上的时间和总睡眠时间的增加更能说明你的进步。

- **入睡潜伏期**。关灯和你入睡之间隔了多长时间？如果你用了不到 20 分钟就睡着了，那我们认为这属于正常时间范围内。如果在治疗前，你的入睡潜伏期就是正常的，那么就看不出你在这个测量标准上的改变。如果你入睡困难，那么治疗一段时间后，你会看到这个数字变小了。

- **醒来次数**。你在夜里醒来多少次？在夜里醒来一两次，而且能很快再次入睡，这是完全正常的。事实上，有些研究显示，普通人一晚上至少醒来六次，至少 30

秒。因此，我们不指望治疗能让你在夜晚彻底不醒，也不指望治疗能减少孩子、床伴或疾病（比如前列腺肥大会导致你经常起来排尿）等原因导致你醒来。但话又说回来，如果你以前总是在夜里无缘无故地多次醒来，那么进行治疗后，你醒来的次数有望减少。

- **入睡后清醒的时间。** 当你在半夜醒来时（第一次入睡后，最终醒来之前），你会清醒多少分钟？哪怕你只醒来一次，但如果醒得时间长，你的睡眠就会遭到很大破坏。如果进行治疗前，你在入睡后醒来的清醒时间超过20分钟，那我们希望通过治疗把它减少到不足10分钟。

白天感觉如何

现在让我们把注意力从晚上睡得怎么样转向白天感觉怎么样，以及你的生活效率如何。请你找到《睡眠管理日志》中"评估睡眠的代价"，再次回答那些问题，并且不要看之前的回答。

现在回顾你之前的回答。对比看前后发生了哪些改变？哪些没改变？简而言之就是，失眠让你付出的代价减少了吗？如果减少了，减少了多少？或者失眠让你付出了更大的代价吗？通常，治疗到这个时候，失眠使人付出的代价会减少。但是因为在治疗上投入的时间和精力，所以人们有时会付出更大的代价。如果你属于这种情况，那你也要知道这种情况不会持续很长时间。

完成了扩展的睡眠日志总结后，你也可以查看平均的疲劳程度评分。它发生改变了吗？如果你睡得更多或者更踏实了，那你就会觉得休息得更好。在开始实施刺激控制或睡眠限制后，你可能会觉得更疲劳或更困倦。如果是这样，我们预计持续治疗六到八周后，情况会得到改善。

找到你的有效关键点了吗

在本书的一开始，我们就鼓励你全力以赴地执行治疗计划，让它有机会发挥作用。这需要你愿意做让你不舒服的事情。我们还建议你要有灵活性：我们让你用效果而非严格的规则来引导你的治疗。这包括把你的注意力从努力睡好今晚的觉转移到更长期的目标，即稳定的好睡眠上来。为了减少你的挣扎，我们甚至提出你要接受今晚可能不睡觉的情况。

你找到自己的有效关键点了吗？你是否严格按照治疗的要求（但也没有刻板到导致你更焦虑或唤醒程度更高）执行了治疗计划？让我们看一看这个等式的每个部分。

你是否严格遵守了治疗计划

是时候诚实地检视一下你遵守治疗计划的严格程度了。你也许想回顾一下《睡眠管理日志》中的"我的个性化治疗计划"，提醒自己在制订治疗计划时选择了哪些策略。然后用以下步骤评估你的贯彻情况。

步骤 1：回顾你所采用的每种治疗策略的基本指导。

步骤 2：查看你的睡眠数据和相关的工作表，看你是否严格遵守了这些指导。

以下是一些问题举例，你可能会就每个治疗组成对自己提出这类问题。如果对全部问题的回答都是"是"，那说明你做得很好，也说明你是在按照要求运用这些策略。

- **刺激控制策略**。睡眠数据是否显示我醒着躺在床上的时间没有一次超过 20 分钟？关灯的时间和我上床的时间一致吗？这能说明我没有在床上干其他事情吗？我睡觉的时候都是在床上吗？无论我睡了多少个小时，我每天都在相同的时间起床（没有再回到床上或睡回笼觉）吗？我白天小睡了吗？

- **睡眠限制策略**。我是否把躺在床上的时间限制为治疗前我的平均睡眠时间（如果我的平均睡眠时间少于五个小时，就限定为五个小时）？我是否有固定的睡眠时间表？我白天是否没有小睡？我是否一次只增加 15 分钟躺在床上的时间，一周不超过一次？我是否等到睡眠效率达到 90% 之后才增加了躺在床上的时间？

- **睡眠卫生**。查看在《睡眠管理日志》里"我的睡眠卫生计划"中步骤 2 所设定的目标，以检查我是否经常做计划要做的事情（比如有多少个晚上我做了睡前放松程序？有多少个早上我在醒来后很快就起床了）。

- **认知重构**。我是否每天都关注自己的想法？我是否完成了思想记录，记录了那些造成失眠恶性循环的想法？我是否把想法写了下来，而不只是想想？在识别和质疑扭曲的或无益的想法时，我是否愿意接纳这些出现在我头脑中的想法（或者我是否试图"控制"这些想法，导致认知重构反而使我更较劲）？

- **指定担忧的时间**。我是否在白天设置了专门的时间，让我的头脑沉浸在干扰睡眠的那种思维中（担忧、回忆、问题解决、计划、幻想、思绪狂乱）？我是否能坚持完成任务，让头脑获得满足（例如，如果干扰你睡眠的是担忧，你是否做到只在指定的担忧时间里担忧，而不是转而去解决问题）？我是否能保证在指定的时间里不进行思维反刍？如果在我想睡觉的时候，头脑却忙碌不停，我是否能提醒自己我可以等到下一次的指定时间时再这样思考？

- **正念**。我是否经常练习（每周五到七天）？我是否尝试过各种练习正念的方法？

- **认知解离**。我是否经常练习（每周五到七天）？我是否尝试过各种练习认知解离的方法？

为什么我们建议你进行如此细致的审视？因为来访者经常告诉我们，他们实施了某些策略，但其实他们并没有，或者做得不充分。例如，来访者说他们实施了刺激控制，而睡眠日志显示他们醒着在床上躺了一个小时。我们对给你打个低分或用红笔批改你的睡眠日志不感兴趣，我们是想让你获得准确的信

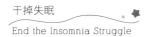
息。正如你将看到的，这对你的下一步规划非常重要（下文），对制订计划以保持你所取得的进步也很重要（见第 14 章）。

我们之所以希望你能获得关于你尝试了什么、没尝试什么的准确信息，还有另外一个原因。当人们以为自己根据建议进行了尝试，但睡眠却没有被改善时，他们就会很失望，甚至感到无望。这会助长认知扭曲，比如让他们形成"什么都没用"的心理。相反，如果你意识到自己没有充分执行治疗计划，那你的想法就会变成：我做的是打了折扣的睡眠限制，如果做得充分，它也许对我有效。这样你不但不会放弃，反而会加倍努力，克服任何妨碍你充分执行治疗计划的障碍。

你是否把效果用作你的指南针

在第 4 章中，我们让你思考你如何与失眠做斗争。回顾我们提出的问题，你是否严格运用治疗计划任一部分，以致你变得更加痛苦挣扎？例如，在行为策略中，你的目标上床睡觉时间是晚上 10:30，你是否非常担心偏离这个时间，以至于放弃了重要的社交活动？或者你是否能比较灵活地执行治疗计划，能在外面待到比较晚？你是否找到了有效关键点，较晚上床睡觉（体现了灵活性），但依然在固定的时间起床（坚持执行治疗计划）？最后，你是否边做边收集数据，看看改变睡眠时间表后发生了什么，以便当再次面对这个挑战时，你可以做出有根据的决定？

下一段冒险之旅

你接下来要做的事情取决于你向着目标前进了多少，以及你是否严格遵循了治疗计划的指导方针。图 13-1 描绘了一张路线图，我们用它来帮助人们决定接下来的步骤。

- **你已经抵达（或接近）你的目的地。**你很可能会把这本书束之高阁，不再在睡眠上付出努力。不要这样做，请翻到第 14 章。这一章讲述了当我们用认知行为疗法为失眠者治疗时，我们会怎么做：我们最终将聚焦于保持所取得的进步，降低未来发生失眠的风险。

- **你取得了进步，并且在正确的方向上继续前进着。**如果你已经取得了显著的进步，那么首先要做的就是继续做你一直在做的事情。毕竟它很有效。如果你在执行治疗计划上比较懈怠，那你应该更严格地遵循计划，以获得更好的成果。例如，如果有时闹钟响过之后，你依然赖在床上，那你应该加强刺激控制疗法或睡眠限制疗法，更快地起床。如果你在使用指定的担忧时间，并且一周中有五天设置了这样的时间，那你可以增加到每天都设置。

你也许想在目前的治疗计划上添加其他策略。只有在不会影响目前的计划的情况下才可以这样做。例如，你目前采用的是刺激控制疗法，你想增加睡眠限制疗法，进而使用两者结合的疗法。但是如果当你开始限制躺在床上的时间后，导致你睡不着的时候更加难以起床，那你最好恢复只采用刺激控制疗法。

	没有或极少进步	有一些进步，但停滞不前了	有一些进步，依然在前进	我的目的地
没有严格遵循治疗计划	再次执行目前的治疗计划或者改变计划	再次执行目前的治疗计划并增加其他策略	加强目前的治疗计划。增加其他策略，只要这样做不会损害目前的治疗计划	出口14 保持
严格遵循治疗计划	改变行为治疗计划。增加认知策略	加强目前的治疗计划	继续坚持！增加其他策略，只要这样做不会损害目前的治疗计划	

注意：考虑放弃你的旅程吗？转而寻求睡眠行为医学方面的专业人士的帮助

图 13-1 接下来的方向

记住，我们宁可你充分运用一种核心行为疗法，也不希望你运用两种效果打了折扣的方法。

- **你取得了一些进步，但看起来好像止步不前了。** 因为你取得了一些进步，所以我们建议你继续运用你一直在用的策略。但是因为你还没有达到目标且陷入了停滞，所以我们会把重点更多地放在对治疗计划的微调上。具体来说就是，如果你一直严格遵循你的治疗计划，那我们建议你添加其他策略。

如果以前你没有严格遵照每种策略的指导，那么这一次则要更严格地遵照计划来执行。反思一下，是什么妨碍你更严格地执行治疗计划？是意愿问题吗？如果是，看到一些进步是否让你变得更愿意严格地遵照计划？再次阅读有关意愿的章节会对你有帮助吗？或者你是否已经有很大意愿，只是遇到了实际的障碍（例如在计划的上床睡觉时间之前就睡着了）？你能否着手解决并克服这些障碍？

如果你不愿意更彻底地执行计划，或者你无法克服目前计划所面临的其他障碍，那还有另外两个合理的选择。第一就是增加其他策略。这是我们通常给出的建议，因为你已经从所做的事情中获益了，尽管你做得不充分、不彻底。第二就是改变治疗计划。如果你认为你能够彻底地运用其他策略，那么改变治疗计划也是合理的选择。例如，如果你一直在运用刺激控制疗法，但很难做到半夜醒来后就下床，那你可以尝试下睡眠限制疗法。

- **你的进步很小或者没有进步**。执行治疗计划六周或更
长时间以后，你的进步很小或者根本没进步，你就会
想要开始新的治疗。但是如果你没有严格遵照你的治
疗计划，那"新的治疗"意味着再次执行你目前的治
疗计划。仔细思考是什么阻碍了你。努力提高意愿，
减少实际的障碍。或者你决定"止损"，改成其他的治
疗计划，而不是把更多的时间和精力投入到你最初选
择的疗法上，尤其是如果你已经严格地按照指导执行
了目前的计划。如果刺激控制没有成效，也许睡眠限
制会有（反之亦然）。再或者你可以使用两者的结合疗
法。你可能还想添加目前没有使用的策略，比如认知
策略或睡眠卫生。

- **你失去了动力**。如果你感到被困住了或者很沮丧，并
且准备放弃对良好睡眠的追求，那我们建议你寻求专
业人士的帮助。也许你应该接受整晚的睡眠测试，或
者寻求用认知行为疗法治疗失眠的从业者的帮助。

关于计划下一段冒险之旅的常见问题和答案

你建议我增加策略，这是什么意思？

记住，失眠的认知行为疗法是一种包含多个组成部分的疗
法，你可以使用的工具有很多。在第 5 章中，我们帮你选择了
最适合你的睡眠问题，以及你最愿意实施的策略。我们建议把

刺激控制疗法、睡眠限制疗法或两者的结合作为你的核心行为疗法。我们还建议你选择一到两种认知策略。现在你可以在已经实施的策略基础上添加其他的策略。

首先，思考你目前使用的是哪种行为策略。回顾你在第 5 章中的评估，查看这些策略对你来说是否安全。如果安全，考虑增加一种或两种策略。然后思考你没有使用的认知策略，把其中的一到两种增加到你的工具箱里。

表 13-1 是一张策略清单，它有助于让你自己的想法条理化。我们没有把意愿纳入这张表，因为对每种策略来说，它都是必不可少的。也就是说，每次在执行治疗计划时，你都会运用意愿技能。

表 13-1　　　　　　　　　　策略清单

如果你目前在使用……	你可以添加……
刺激控制疗法	睡眠限制疗法和 / 或睡眠卫生
睡眠限制疗法	刺激控制疗法和 / 或睡眠卫生
刺激控制疗法和睡眠限制疗法的结合	睡眠卫生
睡眠卫生	刺激控制疗法和 / 或睡眠限制疗法
认知重构	指定的担忧时间、正念和 / 或认知解离
指定的担忧时间	认知重构、正念和 / 或认知解离
正念	认知重构、指定的担忧时间和 / 或认知解离
认知解离	认知重构、指定的担忧时间和 / 或正念

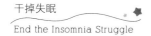
你建议更改治疗计划，这是什么意思？

大多数时候，我们指的是从一种行为治疗计划变成另一种。行为策略得到了最多的研究证实，因此通常不建议从行为策略转变为纯粹的认知疗法。由于单单运用睡眠卫生通常没有效果，所以我们不建议你把睡眠卫生作为唯一的行为治疗。那么还剩下什么？你可以把刺激控制疗法换成睡眠限制疗法，反之亦可。或者你可以把二者结合的疗法换成单一的刺激控制疗法或睡眠限制疗法。

你也可以变化认知疗法。例如，你一直在使用指定的担忧时间，但你发现在这段时间里你进行的是思维反刍（指定的担忧时间对这种思维过程的效果不太好），那你可以停止运用指定的担忧时间，而采取正念和认知解离。

所有的策略对我来说都是可用的吗？

不一定。一定要提醒自己查看你想选择的策略是否适合你（见图 5-2）。

如果我自己进行的治疗没有效果，那我可以到哪儿寻求帮助？

我们建议你要么咨询获得睡眠医学专业认证的医生，要么咨询专门从事行为睡眠医学或用认知行为疗法治疗失眠的医疗服务者。你的初级护理医生、保险公司或当地医疗中心能帮你找到声誉良好的医疗服务者。

接下来的步骤

我们不仅希望你的睡眠变好了，还希望你和睡眠的关系也变好了。我们希望这些改善足以激励你继续治疗。当你接近目的地时，请继续用《睡眠管理日志》追踪你的进步。阅读（或再次阅读）相关章节，以保证你正确地运用每种治疗策略。利用意愿和接纳技能，让自己彻底地执行治疗计划，减少失眠造成的痛苦挣扎。最后，记住用效果，而非严格的规则，作为引导你下一段冒险之旅的指南针。

第 14 章

巩固睡眠改善的成果

祝贺你！你已经采取了行动来改善睡眠。你已经阅读了本书，创建了个人的睡眠治疗计划，并且实施了这个计划，根据需要进行了策略调整。你已经知道什么方法对你最有效。那你现在该做什么了呢？本章将帮助你从睡眠治疗计划过渡到保持你的收获。我们还会帮你解决万一失眠卷土重来的问题。《睡眠管理日志》中"我的睡眠健康计划"帮你汇总了你需要在本章中完成的工作。

从睡眠治疗计划开始过渡

你可能想知道你需要坚持治疗多长时间。你需要永远实施睡眠治疗计划吗？这个问题的答案无非是"是"和"否"。针对你和睡眠的关系问题，此问题的回答是"是"。你需要保持你新形成的对睡眠的看法。这个治疗计划促使你从"现在纠正它"

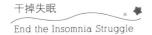
转变为"长期支持它"。我们当然希望这种新的观点能永远保持。这个范式的改变使你意识到，你这一生需要如何做才能改善睡眠。当你陷入和睡眠的纠结中时，你和睡眠的新关系有助于你很快发现这一点。你不再试图控制睡眠，反过来，睡眠对你的控制也降低了。

答案"否"则关系到你每天做出的有关睡眠的选择。你不需要一辈子都坚持你个人的睡眠治疗计划。一旦你的睡眠变得稳定而良好，你自然会考虑恢复某些旧习惯和旧模式，比如在床上看书，或者在能多睡的时候多睡一会儿。如果你没有感到恢复旧习惯和旧模式的强烈欲望，那我们建议你继续执行你的治疗计划。毕竟它还在发挥作用。但如果你确实想做出些改变，我们也可以为你提供一些建议。

决定你想保持的改变

你至少做出了一个你认为对的改变。即使一开始你会抗拒它，但你可以看出这个改变有助于睡眠的改善。恢复旧习惯可能感觉不错，这是一种放纵，但你可能强烈地预感到这最终是无益的。我们的来访者继续保持的改变包括睡前放松程序，只在床上睡觉和做爱，在固定时间起床，用认知策略让头脑安静下来。

基于我们对睡眠生理学的认识，以下是我们建议继续保留的三个习惯：

1. 每天早上在相同的时间起床，前后相差不超过 15 到 30 分钟；
2. 争取每天在差不多相同的时间上床睡觉，但只在觉得困的时候上床（除非你总是不困）；
3. 如果你睡不着，而且变得沮丧或焦虑，那就起床。

尽管这是我们通常的建议，但每个人的情况不同。你不是"通常的"，你是你。你想把治疗计划的哪个部分坚持一生？在《睡眠管理日志》的"我的睡眠健康计划"中记下你的回答。

一次改变一个要素

有些一开始有益的行为会随着治疗的进展而变得不再重要。或许你想白天偶尔小睡一下，周末睡个懒觉，多喝点咖啡。和一次做出一个改变相比，一次改变几件事情会给身体造成更大的压力。这也会使评估每个改变的效果变得更困难。

从你最想改变的行为开始。追踪你的睡眠，查看你在改变期间的感觉。几个星期后，回顾你收集的信息。如果睡眠变糟了，问问你自己，由改变所带来的收获是否值得让你付出这样的代价，还要问自己，如果继续这个改变，你的睡眠会变好吗？如果代价太大或者继续如此的前景也不太光明，那你应该恢复原来的治疗计划。

相反，如果做出改变后，你的睡眠很稳定，那么你可以试着做出另一个改变。重复这个过程，始终追踪改变的影响，这

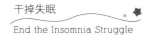

样你才能做出有根有据的决定，知道怎么做对睡眠最有利。

利用你的睡眠数据

大多数人睡眠改善后就不再使用睡眠数据收集表了。我们建议你继续灵活地使用这种工具。你可以每个月完成一周的睡眠数据记录。这可以让你对目前的睡眠习惯有一个简单的了解。例如，你可以了解自己的睡眠清醒时间是稳定一致的还是飘忽不定的。如果它的不稳定程度有可能损害你的睡眠，那你可以在睡眠出现问题前及时进行改正。

你可以查看睡眠数据，来发现你刚刚出现的睡眠失调迹象；或者遇到诱发事件时，再次追踪你的睡眠；也可以通过它了解某种改变的影响，比如服用药物或睡眠时间表的改变。

记住，使用你的睡眠数据时应该带着好奇心，而不是高度警觉性。你只是在收集数据。这些数据有助于你用效果来指引你的选择。

预期诱发睡眠失调的因素

思考一下你对睡眠和自己的失眠恶性循环的了解。什么类型的生活事件最有可能破坏你的睡眠？工作压力、紧张的人际关系，还是每晚总被别人吵醒（例如小宝宝或生病的家人）？疼痛或疾病？把你的回答记录在《睡眠管理日志》中"我的睡眠健康计划"部分的"我的睡眠健康计划表"里。

最常见的睡眠破坏者之一是时间表的改变。你是否要放假了？你是否要去旅行？你是否要开始或结束夏令时了？你的工作日程是否发生了巨大的改变？为了保持你取得的进步，你必须对时间表的改变做好准备。例如，慢慢调整你的时间表，而不是突然将其改变。或者即使在不上班、不上学的时候也保持正常的作息时间表。

在决定如何应对让你的睡眠有可能遭到破坏的情况时，提醒自己注意有效的关键点。你应该小心谨慎，但不要过度警觉。采取有前瞻性的措施保证自己不偏离正轨，但不要过度控制，使自己陷入拔河战。

应对过失和复发

我们是否说过不要陷入拔河战？其实我们想说的是，当你陷入拔河战时，你自己一定要对此有意识。然后在被吸入失眠的漩涡之前，放下拔河所用的绳子。

我们都会时不时地经历睡眠不好的情况，可能有一两个晚上睡得太少或睡眠质量太差。我们把暂时的退步称为"过失"。如果在出现过失情况时，大脑立刻就拉响警报，或者采取应急的补救行为，那么过失就会转变为失眠的复发。

《睡眠管理日志》中"我的睡眠健康计划"部分的睡眠健康计划表就是为必然会出现的过失做准备的。你的脑子里会冒出什么样的消极想法？你是否会贸然得出结论——失眠又故态复

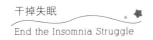

萌了？你是否会挣扎，而不是接纳，告诉自己现在必须睡着？你是否担心自己如何挨过明天？想一想如何反驳这些消极想法？比较现实或比较有益的想法是什么？你如何靠近你的体验，而不是与它抗争？

用同样的做法解决消极的行为。你是否很想在床上多躺一会儿，以弥补损失的睡眠？更有效的选择是什么？

我们相信你在本书中获得的知识和技能将帮助你经受住短暂的睡眠失调，让你不会再陷入失眠的恶性循环中。但如果你真的失眠复发了，该怎么办呢？

在这种时候，我们建议你恢复失眠的认知行为疗法-接纳与承诺疗法，并且越快越好。和火车全速前进时相比，在火车慢慢驶出车站时让它停下来，需要付出的努力会比较小。类似地，你应该在失眠的恶性循环加速之前阻止它。你需要做的准备是根据过去的经验，判断你可能会使用治疗计划的哪个部分。把结果记录在《睡眠管理日志》中"我的睡眠健康计划"部分的睡眠健康计划表里。

如果距离第一次治疗已经很久了，或者如果你的失眠已经不同于以前了，你应该再次阅读第 5 章，形成新的计划。所有的工作表都有电子版，你可以使用新表。

为了生活而睡觉，而不是为了睡觉而生活

我们也可以从行为而非睡眠本身的角度来看待过失和复发。

也就是说，过失就是你再次出现了扰乱睡眠的行为，但很快纠正了过来；复发就是你在几周或几个月里都陷入了以往的旧模式中。

充实的生活中难免会出现过失。虽然这听起来很奇怪，但过失的确是不断取得成功的关键。自然的波动是灵活性的表现。而要与睡眠建立起长期的可持续性关系，灵活性必不可少。

例如，你和一些朋友在一起度过周末，你们晚上熬夜，早晨睡懒觉，甚至在白天打个盹。如果周一早上你恢复了通常的时间表，那么周末扰乱睡眠的行为就是暂时的过失。出现这种过失是为了和朋友一起度过有意义的时光。你在让睡眠支持生活。

你很快恢复惯常的时间表也是在让睡眠支持生活。这样做有利于长期的良好睡眠，还会提升生活品质。如果一个周末的灵活调整演变成了若干星期混乱的作息时间，那行为过失就变成了故态复萌。这样做很可能使你失去在睡眠上取得的进步。讽刺的是，你睡得越差，你就越会让生活围着睡眠转。

我们还要回到有效关键点这个概念上。我们建议你既要有足够的灵活性，让生活丰富多彩、充满活力，又不要灵活到损害身体自然的睡眠能力。

●●○●○●

任何你在意的事情都需要培育，睡眠也不例外。你应该在一生中不断促进良好的睡眠，不断做有利于提高自然睡眠能力的事情。小心那些有可能破坏睡眠的事情。当出现这些潜在的触发因素时，一定要采取预防措施。在第一次睡得不好时，你应该做出反应，但不要过度反应。如果失眠全面复发了，恢复你的认知行为疗法-接纳与承诺疗法计划。经过所有这一切之后，努力接纳任何某个晚上的睡眠情况。

昼夜节律紊乱

昼夜节律紊乱会影响睡眠的时间选择。如果你昼夜节律紊乱，你的生物钟和外界的时钟是不一致的。你能够入睡的时间不是你想睡觉或需要睡觉的时间。这些睡眠问题存在两个解释。第一个解释是你的生物钟运转不正常。紊乱源自功能失调的生物钟，包括睡眠相位后移综合征、睡眠相位前移综合征、不规律的睡眠-清醒节律紊乱以及不同步障碍。

另一个解释是你的工作生活安排和外部时钟不一致。源自这种不一致的紊乱包括时差、倒班造成的紊乱。

在本附录中，我们会重点探讨睡眠相位后移综合征、睡眠相位前移综合征。这是两种最常见的、被误以为是失眠的昼夜节律紊乱。

你是否有睡眠偏好或睡眠问题

人们最适合的睡眠时间各不相同。这些不同本身并不是问题。只要你能适应身体的时间表，获得良好的睡眠，那么你的时间表只是个人的偏好，而不是问题。

如果身体自然的睡眠窗口和你的生活不协调，这就是问题了。例如，因为不得不在最适合睡觉的时间起床，你的睡眠只占了你留给睡觉的时间的一部分，所以你睡眠不足。或者为了适应你的生物钟，你不得不牺牲生活中重要的部分（比如工作机会或社交）。如果生物钟的改变会造成这种苦恼或不适，我们就称之为昼夜节律紊乱。

如果你喜欢早睡早起，那你就是早起的鸟儿。老年人很可能有这样的睡眠时间表。只要你喜欢这样的时间表，而且能让你履行日常的责任，那就没问题。这是你身体的偏好。但如果这种模式扰乱了你的生活或者导致睡眠剥夺，这就是昼夜节律紊乱了，具体来说就是睡眠相位前移综合征。这个名称来自你目前可以睡眠的时间。你能够睡觉的时间被提前了，早于你希望的时间或你需要睡觉的时间。

睡眠相位前移综合征看起来像早醒型的失眠。你尽量让自己偏早的睡眠时间符合"正常的"时间表。当你终于能爬上床睡觉时，你会很快入睡，因为你的身体早已为睡觉做好了准备。但是还没睡够时间，清醒欲望就把你从睡眠中拉了出来。对你的生物钟来说，新的一天开始了。

如果你喜欢晚睡晚起，那你就是夜猫子。青少年和年轻人很可能有这样的睡眠时间表。只要你喜欢这样的时间表，而且能让你履行日常的责任，那就没问题。这是你身体的偏好。但如果这种模式扰乱了你的生活或者导致睡眠剥夺，这就是昼夜节律紊乱了，具体来说就是睡眠相位后移综合征。这个名称来自你目前可以睡眠的时间。你能够睡觉的时间被推迟了，晚于你希望的时间或你需要睡觉的时间。

睡眠相位后移综合征看起来像入睡困难型的失眠。如果你不得不比生物钟倾向的起床时间更早起床，你自然会试着早点睡觉，这样才可以获得足够的睡眠。不幸的是，你的身体还没做好睡觉的准备，所以你醒着躺在那里，直到到了生物钟的睡觉时间。

适应身体自然的节奏

治疗睡眠相位后移综合征和睡眠相位前移综合征的一种方法是围绕身体自然的时间表来安排生活。记住，生物钟和外部时钟不同步并不说明你不健康或有什么危险。只有当它影响你的生活时，它才是个问题。非常合理的治疗方法是不再和生物钟对着干。

为了适应自然的节奏，你需要做什么？例如，你是否需要不同的工作时间，或者开始自己干，而不是给别人打工？你是否需要和家人商量分担其他的家庭职责？你是否需要改变闲暇时做的事情，因为这样可以获得不同的社交机会？你是否要见你不太感兴趣的人？

现在想一想如果你按照昼夜节律本来的样子生活，你会收获什么？不再和它对着干，是不是让你如释重负？你是否获得了更多高质量的睡眠？你的睡眠时间表是否和你伴侣的或和你同事的互为补充？

如果你认为你的收获大于你的牺牲，你会想尝试用这种方法来解决生物钟与外部时钟的不一致。但是如何适应生物钟会让你付出巨大的代价，那该怎么办？

改变身体的时间表

有多种方法可以用来改变睡眠的时间选择，这些方法包括行为疗法、光疗法、褪黑素和时间疗法。

行为疗法

在尝试改变你的时间表时，我们会以略微不同的方式来运用认知行为疗法的构成部分。疗法的行为部分不仅可以用来促进良好的睡眠，而且可以用来调整睡眠周期的时间。因此你不仅要关注从事什么行为能促进良好的睡眠，而且要关注什么时候采取这些行为。

改变上床睡觉时间和起床时间

如果你患有睡眠相位前移综合征，那么你会希望把上床睡觉时间和起床时间往后移。操纵上床睡觉的时间比较容易，你可以强迫自己晚睡 15 分钟，但你没法强迫身体多睡 15 分钟。

如果你患有睡眠相位后移综合征，那么你会希望把上床睡觉时间和起床时间往前移。操纵起床的时间比较容易：你可以强迫自己早起，但你没法强迫自己早点睡着。

把重点主要放在睡眠时间表中你比较有控制力的部分。其他部分有望跟上来。建议你每三到五天调整一次上床睡觉时间和起床时间，每次调整 15 分钟。我们不建议你做剧烈的调整，因为逐渐的改变才是适合我们身体的方式。

例如，假设你一直是凌晨 2:00 上床睡觉，上午 9:00 起床（躺在床上的时间为七个小时）。你想把睡眠时间调整为八个小时，即晚上 10:00 上床睡觉，早晨 6:00 起床。第一步是把闹钟的时间设为 8:45，在凌晨 1:45 上床睡觉。这个时间表使用三到五天后，开始改为上午 8:30 起床，凌晨 1:30 睡觉。维持这个时间表三到五天。继续以 15 分钟为单位来调整，直到实现了你的目标——晚上 10:00 睡觉，早晨 6:00 起床。

仔细考虑各种活动的时间选择

对在什么时间从事令你兴奋的活动要小心。如果你患有睡眠相位前移综合征，那么你应该把这类活动安排在下午较晚的

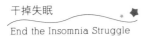
时候或晚上，不要安排在上午比较早的时候。如果你睡眠相位后移综合征，那么你应该减少在晚上从事这类的活动，把它们安排在上午。这听起来容易做起来难，很多活动比我们以为的更令人激动。重新读第 6 章"刺激控制疗法的详细指导"那个部分，回顾如何用令人平静的活动替代令人兴奋的活动。

把惯例作为锚

尽可能把你的时间表变成惯例，这很重要。只要有可能，每天在相同的时间锻炼。如果可以，把锻炼的时间安排在理想睡觉时间的四五个小时前。如果不可能，在理想睡觉时间的四五个小时前进行能提高核心体温的活动，比如爬楼梯或开合跳。只需 5 分钟就可以提高体温。这种体温的升高和你想实现的睡眠周期是同步的。

每天至少有一顿饭要在相同的时间吃。固定的消化时间有助于你锚定你希望形成的睡眠周期。

睡眠卫生

利用睡眠卫生可以有效地改变你的睡眠时间表。目的是为你的身体提供尽可能多的暗示，让你可以在你希望的时间睡觉。关于睡眠卫生的全部内容，参见第 9 章。

光疗法

也可以用光疗法治疗昼夜节律紊乱。你也许还记得，我们在第 2 章中说过光是来自外部世界的影响睡眠的因素之一。光给头脑和身体发出暗示，让它们保持清醒。黑暗则暗示着睡眠。光疗法包括在设计好的时间增加光照或阻隔光线，目的是促使身体改变睡眠-清醒周期。对于改变睡眠周期的时间，光疗法是最有效的工具之一。

睡眠相位前移综合征

目前你的身体已经习惯于在你希望的睡觉时间之前入睡。什么能告诉你的身体应该醒着？光。因此在下午较晚的时候提供光是很重要的措施。你应该在下午 3:00 到 6:00 之间去户外或者用灯光模拟日光。这些光会暗示你的生物钟保持更长时间的清醒。通过在这个时段反复暴露在光中，你的生物钟会把你睡觉的时间向后推移。

你还习惯于在希望的起床时间之前醒来。什么能暗示你的身体保持睡眠？黑暗。因此在早上阻隔光是很重要的措施。在早晨 5:00 之前让房间保持黑暗或半黑暗。这样的环境会给生物钟发出暗示，让它多睡一会儿。通过在这个时段反复保持在黑暗中，你的生物钟会把你醒来的时间向后推移。

睡眠相位后移综合征

目前你的身体已经习惯于在你希望的睡觉时间之后入睡。什么能告诉你的身体应该睡觉了？黑暗。因此在晚上增加黑暗是很重要的措施。在晚上 6:00 到 9:00，你应该（部分）阻挡光线。这样的环境给你的生物钟发出信号，该开始睡觉了。通过

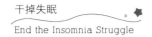

在这个时段反复保持在黑暗中，生物钟会把你的睡觉时间向前推移。

你还习惯于在你希望的醒来时间之后睡醒。什么能告诉你的身体应该醒来了？光。因此，在早上提供光是很重要的措施。在刚到你希望的醒来时间时，打开窗帘，来到户外，或者用灯光模拟日光。光给你的生物钟发出暗示，该开始清醒周期了。通过在这个时段反复暴露在光中，你的生物钟会把你的醒来时间向前推移。

增加光

光和光并不相同。最好的光源是自然光。如果你生活的地方有充足的日照，你可以利用这种宝贵的资源。来到户外或者坐在窗户边都可以让你享受到自然光。你不需要面对着太阳，或者直视着太阳，只需要沐浴在阳光里。

如果在适当的时间里你无法获得自然光，有多种人造光线供你选择。你可以寻找模拟自然光的灯泡或灯管。这意味着光照强度大约为 2500 勒克斯[①]。最近的研究显示使用低于 2500 勒克斯的光源对改变睡眠周期没有效果。这些光源价格不贵（大约 40 美元[②]）而且很容易得到。

---

① 勒克斯（Lux）是国际单位体系（SI）里的照明度的单位。用 lx 表示，1 勒克斯大约等于 1.46 毫瓦 / 平方米。——译者注
② 1 美元 ≈ 6.8 元人民币。——译者注

你可能想买勒克斯更高的光源。毕竟越大越好，不是吗？在这种干预方法上，情况不一定如此。如果暴露在过亮的光照中（5000~10 000勒克斯），可能会产生相反的效果。过亮的光照可能会引起焦虑、暴躁和睡眠问题。因此，我们强烈建议你先从较低的亮度开始。在增加光线亮度之前，持续记录你的进步。

在一些特定的情况下，你不应该使用更亮的光。如果你患有双相障碍或者有双相障碍的家族史，一定要小心使用光疗法。过多的光线会触发躁狂症。如果你的眼睛有问题或者在服用光敏感药物，你应该避免使用光疗法。光疗法会对大约三分之一偏头痛患者产生相反的作用。癫痫是另一种禁忌症。如果你不放心，我们强烈建议你在使用光疗法之前和医生谈一谈。

在决定进行多长时间的光疗法时，你也应该从这些方面进行考量。越多不一定越好。从历史上看，较短时期内接触高强度的光被认为是最有效的。最近的研究显示较长时期内接触中等强度的光对治疗昼夜节律紊乱也比较有效。

阻挡光

在电被发明出来之前，睡眠问题远没有现在这么严重。电是非常杰出的发明，但有可能妨碍我们的睡眠。

有很多阻挡光的方法，既便宜又有效。最有效的方法是关上灯。当灯黑了，你的身体知道该睡觉了，这是毫无疑问的。

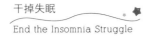
你可以在窗户上安上遮光窗帘（或黑布或毯子）。你也可以使用眼罩。

当然，并不是你处在比较暗的环境中的所有时间都在睡觉。这意味着你在这些时候需要一些光。你应尽可能选择低亮度的灯，你可以在灯上安装调光开关，把灯光调暗。你也可以使用25瓦的台灯，而不用顶灯。

此外，还要选择不含蓝光的灯。蓝光最接近日光。在进化过程中，人类大脑逐渐接受了日落后唯一的光源是火，而火不含蓝光。节能灯、LED灯泡、平板电视、智能手机、平板电脑和大多数计算机屏幕会发出蓝光。

我们建议你在黑暗中尽量不要使用电子设备。彻底消除光是最好的治疗。如果不可能，还有其他选择。你可以在电子设备上下载能阻挡蓝光的应用软件。你可以购买橙色膜，盖在电子设备的屏幕上，这样也可以阻挡蓝光。你还可以买专门过滤蓝光的太阳镜。这是万能之选，无论你使用哪种电子设备，无论你去哪个房间，太阳镜都能持续为你过滤蓝光。

褪黑素

褪黑素是很受欢迎的睡眠补充剂。它容易购买且价格低廉。大多数人把褪黑素当安眠药用。他们在上床睡觉时服用，因为较高剂量的褪黑素会让你困倦。但是如果你早点服用，褪黑素还可以用来把生物钟往前提。如果你患有睡眠相位后移综合征，在理想的睡觉时间前几个小时服用微量的褪黑素（0.3 毫克到 0.5 毫克）有助于你把时间表提前。

如果你决定使用褪黑素，我们建议你要小心。就像你摄入的任何物质一样，褪黑素也有利有弊。褪黑素不受联邦食品与药品管理局的监管，所以质量和剂量不受管控。褪黑素会与其他药物、补充剂发生反应。褪黑素并不是对所有人都有益。我们建议你在使用褪黑素或其他补充剂之前咨询你的医疗提供者。

时间疗法

时间疗法是治疗睡眠相位综合征的一种很特殊的疗法。你应该已经发现了，困的时候让自己别睡着比不困的时候逼自己睡觉更容易。因此，按照我们前文中介绍的方法逐渐改变睡眠时间表通常是很困难的事情。时间疗法采用后移的方法克服了这个障碍。它没有试图把睡眠周期往前移，而是向后移。你不断向后移动睡眠周期，直到你把时钟转了一圈。当你的睡眠周期达到理想的时间点时，你可以保持住这个新的睡眠时间表。

这种干预方法非常有挑战性。在执行时间疗法期间，你有可能会中午睡觉，整晚醒着。这需要计划和制定策略。应该在睡眠专家的监督下实施时间疗法。如果你想进行这种富有挑战性的治疗，你最好能找到一位有学识的临床医生保驾护航。

● ● ○ ● ● ○ ●

要清楚自己是在治疗失眠还是昼夜节律紊乱，这一点很重

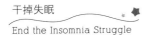
要。如果你治错了，精心设计、考虑周详的失眠治疗计划也会没有效果。

如果你确实存在昼夜节律紊乱的问题，你可以适应身体自然的节奏，也可以试着改变它。我们希望本附录介绍的工具能帮助你走上正轨。但是，如果你想大幅度调整你的生物钟，我们建议你在睡眠专家的指导下进行。这是一种难治疗的疾病，你会得益于专家的指导。

失眠与更年期

很多年纪大一些的女性来访者说，她们的失眠始于围绝经期。你还记得第 3 章中的失眠 3P 模型吗？从某些方面来看，围绝经期和其他很多被我们归为"生活给予你的东西"并没有什么不同。就像其他改变或事件一样，围绝经期和其他破坏睡眠的风险因素会相互作用。你对一开始的失眠的反应——你的行为和你对睡眠的看法，将决定你是否会陷入失眠的漩涡。

当然，睡眠与更年期之间存在着一些特殊的联系。与其他生活事件不同，更年期涉及特殊的生理改变。更年期的症状之一尤其与失眠有关：潮热。潮热指的是上半身（脸、脖子、胸部）突然觉得热。身体为了降温，会大量出汗，然后你会觉得发冷。夜晚的潮热无疑会破坏睡眠。

如果你的失眠始于围绝经期，但你没有发生潮热，那罪魁祸首可能是岁数大了，而不是更年期。研究显示随着年龄的增

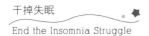
长，我们半夜醒来的次数会增加，这与更年期无关。例如，和处于围绝经期的 48 岁女性相比，处于经期后期的 43 岁女性的失眠可能性比更小。

这对你来说意味着什么？如果你的失眠始于围绝经期，但没有半夜的潮热现象，那你可以直接用本书进行治疗，不需要做调整。如果潮热曾经搅得你睡不好，但现在没事了，那你也可以不做调整地直接用这本书。我们估计认知行为疗法同接纳与承诺疗法的结合对你的效果会和对其他失眠并非始于围绝经期的人的效果一样好。记住：最初引发你失眠的因素可能不同于维持你的失眠的因素。治疗需要针对的是持续因素，而不是发起因素。即使最初的失眠原因是更年期或年老也是如此。

不过也许你确实汗津津地醒来，觉得好像一股肾上腺素流遍全身。接下来怎么办？你可以治疗潮热或治疗失眠，或者两者都治。

治疗潮热

记住，研究显示潮热尤其和更年期、失眠有关。因此，减少或消除潮热应该会改善睡眠。例如，艾希灵（Eichling）和萨尼（Sahni）在 2005 年发表了与更年期相关的睡眠障碍的研究。他们提出雌激素替代疗法能够减少潮热，改善有潮热现象的女性的睡眠。

有几种治疗潮热的方法，包括各种激素替代疗法、针灸和草药。这个主题不在本书的探讨范围内，因此就不展开了。关于这个主题有两本很受欢迎的书，它们是《更年期的智慧》（*The Wisdom of Menopause*）和《更年期手册》（*The Menopause Book*）。如果夜间的潮热严重破坏了你的睡眠，我们建议你看医生。

治疗失眠

即使把你从睡梦中惊醒的是潮热，本书探讨的认知行为疗法、接纳与承诺疗法也会有帮助。不过在治疗这种情况的女性时，我们会侧重某些策略。

刺激控制疗法

当你在半夜醒来时，刺激控制疗法会为你提供可执行的计划。你从床上起来，这样就不太可能把床和潮热、肾上腺素的感觉联系起来。从床上下来还能帮你更快地凉快下来。

用第 6 章列出的指导方针制订你的刺激控制治疗计划。想一想因为潮热，你的失眠会有什么不同之处。例如，你提前做的准备之一是否应该包括准备好替换的衣服？在离开卧室时你是否想有两种计划——一种用于被潮热惊醒时，一种用于其他醒来的情况？你的标准计划可能是去小书房看书，但如果你浑身潮热，去看书会很不舒服。在这种情况下，你也许会先走一走，让自己凉快下来（如果你觉得冷，会让自己先暖和起来）。

当有潮热时，我们为什么通常会更建议采用刺激控制疗法，

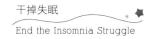

而不是睡眠限制疗法？在睡眠限制疗法中，我们努力巩固睡眠，避免睡觉中间醒过来。但是不被潮热惊醒，一直睡着是不现实的，哪怕你睡得很沉。而且晚上出汗的情况很不稳定。那意味着即使有些晚上会醒来挺长时间，但平均睡眠效率依然会超过90%。因此我们更倾向于选择刺激控制疗法，而不选睡眠限制疗法。

针对潮热的睡眠卫生

当你容易出现潮热的时候，你的睡眠环境应该有所改变。卧室内是否装有调节温度的设备？是否有其他更舒服的环境？考虑睡觉时盖几层薄被子，而不是只盖一层暖和的厚被，这样你可以根据身体的需要进行调节。也有一些女性朋友用凉枕帮她们避免晚上出汗。

潮热可能也和其他睡眠卫生的指导方针有关。把潮热加入你的睡眠日志，看是否能发现什么模式。例如，摄入太多咖啡因或吃辣的食物会增加潮热的发生概率。最后，很多女性说压力会引发潮热。考虑用放松程序帮你减轻睡觉时的压力。

基于接纳的策略

意愿不仅能改变你和睡眠的关系，也能改变你和潮热的关系。对抗你的体验——让潮热停止，没有任何用。你可以承认自己感到非常不舒服，产生自我同情。同时你应该接纳这是向更年期过渡的一部分。你愿意在这个晚上感受到潮热，接纳由此造成的失眠，这将避免你加重失眠的恶性循环。

有些女性发现在潮热过后练习正念冥想有助于让她们的神经系统平静下来。如果实施刺激控制疗法，你可以考虑在下床后进行正念练习。你还可以专门练习培养自我同情的正念。你的身体正在经历巨大的改变，这可能是一段狂乱之旅。善待自己有助于减轻更年期带来的压力。

● ○ ● ● ○ ○

如果夜间的潮热让你睡不着，首先你应该问自己，你的失眠是否会自生自灭。你无法入睡或半夜醒来是否和潮热没有直接关系？如果是，用这本书来治疗你的失眠。在制订个性化的睡眠治疗计划时，你可以考虑本附录介绍的针对更年期的小建议。你也应该就如何减少潮热咨询相关的医生。

如果你的失眠没有自生自灭，考虑利用本书避免它持续下去。第一部分会特别有帮助。以下是你应该非常关注的方面。

- 学习有关失眠的恶性循环的内容（第 3 章），避免在应对失眠时常会掉入的陷阱。
- 用效果来引导你（第 1 章）。如果身体在经历更年期激素改变的过程中渴望更多的睡眠，尽量满足它的渴求。如果你睡得很好，感觉不错，继续听从身体的声音。相反，如果睡眠效率很低，那在床上躺更长的时间是无益的，只会加重失眠。
- 练习接纳和意愿（第 4 章）。找到你的有效关键点：你

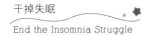

是否能采取前瞻性的措施，尽量减少身体不适，而非
试图控制潮热或睡眠？

就像生活中很多其他事件和转变一样，更年期会让你容易
失眠。不同的应对方式会造成很大的差异。理解并运用认知行
为疗法、接纳与承诺疗法的原则有助于你避免或摆脱失眠的恶
性循环。

作者后记

这本书不仅包含了我们的知识总结，也体现着你的智慧结晶。我们的知识基于科学、研究和临床实践，你的智慧则基于你个人独特的优势、挑战和环境。你比任何人都更了解你自己。把我们的知识和你的智慧整合起来，有助于你获得最好的睡眠治疗计划。

如今，最有效的失眠干预方法就是认知行为疗法。它通过解决造成失眠恶性循环的想法和行为，帮助你摆脱失眠。不幸的是，采用这个方法是有一定的挑战性的。认知行为疗法会造成短期的不适，它需要你拥有想要做出改变的意愿、耐心和对治疗的信任。我们用接纳与承诺疗法帮助你更好地接纳认知行为疗法。

我们使用认知行为疗法–接纳与承诺疗法的混合治疗，解决失眠的认知行为疗法所固有的三个挑战。自助类图书和睡眠医生、治疗师常常会提到这三个挑战。第一个挑战是用一刀切的认知行为疗法来治疗失眠。我们应对这个挑战的方法是根据你独特的需求，制订出个性化的认知行为治疗计划。第二个挑战是失眠的认知行为疗法的表现形式常常过于刻板严格。有的接受认知行为疗法的人会采取这种严格的方式，也有的对治疗计划的执行不够严格。我们的应对方法是在创建和执行治疗计划时，鼓励失眠患者遵循自己的意愿，并灵活使用治疗计划。另外，我们用效果，而非严格的规则来引导你的治疗。第三个挑战是人们的假定：他们以为，可以用认知行为疗法来控制睡眠。我们的观点是相反的。对于和失眠苦苦斗争的人来说，控制是问题所在，而不是解决方法。

以下是我们希望传递给你的关键启示。

- 大脑知道如何睡觉，你需要做的事情就是别碍它的事。
- 你和睡眠的关系很重要。你无法控制睡眠。如果你尝试控制它，它就会控制你。花点时间发展一种注重长期健康而不是短期修复的可持续关系。这就是范式改变。
- 和失眠（或你的睡眠治疗计划）抗争并不能获得良好的睡眠。心甘情愿才是你的对抗手段。
- 找到你的有效关键点。如果你切实地执行治疗计划，那它就会发挥作用。但你也不能太严格执行此计划，否则你会变得焦虑。
- 你和认知行为疗法的关系很重要。花些时间设计出适合你和你的睡眠问题的个性化治疗计划。
- 接纳与承诺疗法有利于你和睡眠、失眠的认知行为疗法形成灵活的关系。意愿、正念和认知解离策略有助于形成促进睡眠的想法和行为。

- 效果，即长期有效，是指引你如何做出与睡眠相关的决定的指南针。
- 为生活而睡觉，而不是为睡觉而生活。

感谢你让我们在这段旅程中陪伴你。我们希望认知行为疗法-接纳与承诺疗法的混合治疗能帮助你终结在睡眠上的挣扎，恢复你的睡眠，以及你和睡眠的关系。

译者后记

大多数人曾经或者正在经历失眠。据 2005 年美国国家睡眠基金会的统计，超过 50% 的人报告说在过去一年里，他们一周至少有几个晚上会出现失眠的症状——难以入睡，半夜醒来次数太多，醒得太早且再也睡不着，或者醒来后觉得没有休息好。37% 的人说在过去一年里，他们每个晚上或几乎每天晚上都会出现其中一种症状。

那是什么原因造成了失眠呢？目前的研究显示，造成失眠的原因主要有：（1）身体疾病，比如鼻炎、哮喘、腰疼、内分泌问题；（2）睡眠障碍，比如不安腿综合征、睡眠呼吸暂停；（3）心理疾病，比如抑郁症、焦虑症；（4）生活方式和睡眠习惯，比如工作到很晚、下午打盹、倒班；（5）食物和饮食习惯，比如酒精、咖啡因、尼古丁，以及暴饮暴食；（6）大脑中的化学物质，大脑中的一些化学作用会干扰睡眠。

对于原因 1、2 和 6 造成的失眠，需要找医生对症治疗。对于原因 4 和 5 造成的失眠，可以参考本书中有关睡眠卫生的部分，但睡眠卫生不是本书的重点。本书主要针对的是原因 3 造成的失眠，但无论是什么原因造成的失眠，无论你失眠与否，刺激控制疗法、睡眠限制疗法、接纳与承诺疗法其实适用于每一个人。如果你睡不好，这些方法有助于改善你的睡眠。如果你睡得好，这些方法有助于你保持良好的睡眠。也可能你会发现，你无意中一直在采取这些方法，所以才会有现在良好的睡眠。

方法再好，不认真执行都不会产生好的效果。本书提供的指导非常详细，你可以按照这些指导设计出适合自己的治疗方案，并按照要求认真执行。本书作者还根据他们的临床经验，考虑到了你在执行过程中可能遇到的问题和障碍，并提供了相应的解决方法。常言说得好，过犹不及。认真执行你的治疗计划是对的，但较真就有问题了，这会使你的治疗计划产生适得其反的效果。因此，作者提出了寻找有效关键点的观点。两位作者在用认知行为疗法治疗失眠上具有多年的临床经验，他们把这些经验凝结成这本书，这无疑会成为失眠者的福音。最后，感谢我的朋友崔楠、范彬彬、郭晓岩、何彦科、曹健涛、徐雨辰、赵丹和焦莹，谢谢你们在翻译过程中给予我的帮助。

End the Insomnia Struggle : A Step-by-Step Guide to Help You Get to Sleep and Stay Asleep

ISBN: 978-1-62625-343-8

Copyright © 2016 by Colleen Ehrnstrom and Alisha Brosse

Authorized Translation of the Edition Published by New Harbinger Publications.

No part of this publication may be reproduced, stored in a retrieval system or transmitted in any form or by any means, electronic, mechanical photocopying, recording or otherwise without the prior permission of the publisher.

Simplified Chinese rights arranged with New Harbinger Publications through Big Apple Agency, Inc.

Simplified Chinese version © 2019 by China Renmin University Press.

All rights reserved.

本书中文简体字版由 New Harbinger Publications 通过大苹果公司授权中国人民大学出版社在全球范围内独家出版发行。未经出版者书面许可，不得以任何方式抄袭、复制或节录本书中的任何部分。

版权所有，侵权必究。

北京阅想时代文化发展有限责任公司为中国人民大学出版社有限公司下属的商业新知事业部，致力于经管类优秀出版物（外版书为主）的策划及出版，主要涉及经济管理、金融、投资理财、心理学、成功励志、生活等出版领域，下设"阅想·商业""阅想·财富""阅想·新知""阅想·心理""阅想·生活"以及"阅想·人文"等多条产品线，致力于为国内商业人士提供涵盖先进、前沿的管理理念和思想的专业类图书和趋势类图书，同时也为满足商业人士的内心诉求，打造一系列提倡心理和生活健康的心理学图书和生活管理类图书。

《为什么我们会上瘾：操纵人类大脑成瘾的元凶》

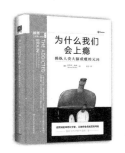

- 一本关于诱惑、异乎寻常的快乐，以及头脑中那个虚幻又真实的世界的书。
- 所谓成瘾，不关乎道德，而是大脑在作祟。
- 世界知名神经科学家、艾迪终身成就奖获得者用科学为你解开成瘾之谜。

《极简个性心理学：破解人格基因》

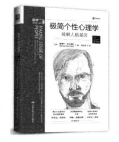

- 诺贝尔生理学或医学奖获得者埃里克·坎德尔、美国精神病学会主席约翰·奥德汉姆、哈佛大学神经生物学教授史蒂文·海曼联袂推荐。
- 深入浅出的识人科学体系，发现人内心深处最真实的一面，在人群中找到更适合自己的存在方式与相处方式。

《戒瘾：战胜致命性成瘾》

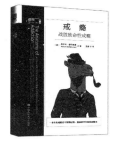

- 美国著名成瘾治疗医学专家为成瘾者开出的独具开创性的戒瘾良方。
- 一本各类成瘾者不容错过的、脱离欲望苦海的戒瘾书。

睡眠数据收集指导

1. 在睡眠数据收集表的左上角填上第一天的日期，这有助于你将日志按顺序排列。

2. 每天记录两次——晚上一次（记录白天的信息），早上起床第一件事也是填写该数据收集表（记录夜间的信息）。

3. 填写一周中的每一天从晚上 6:00 到午夜 12:00，以及从午夜 12:00 到下午 5:00 的数据。

4. 睡眠周期：在这一行记录你几点上床、几点睡着、几点睡醒，包括晚上的睡眠和白天的小睡。用以下符号表示：

   ↓ 上床睡觉的时间（晚上开始睡觉的时间，如果半夜你起过床，那就是再次回到床上的时间）。

   * 关灯的时间（只有和上床睡觉的时间不一样才需要记录）。

   ── 你认为自己睡着的时间（用波浪线 ～～ 表示断断续续的浅睡）。

   │ 半夜醒来的时间。

   ↑ 关灯后你下床的时间（包括最后睡醒起床的时间）。

5. 药物：在这一行记录你服用的所有处方药和非处方药，包括服用的剂量。你可以创建一份略语表（比如用 m 代表褪黑素，a5 代表 5 毫克安必恩）。

6. C-A-N-E：在这一行记录摄取咖啡因、酒精、尼古丁的
   数量和进行锻炼的时间。对于咖啡因和酒精，要记录饮
   用的数量（比如 C2 代表两杯咖啡或两罐可口可乐，A3
   代表在这个小时里喝了三杯啤酒）。对于尼古丁，要记
   录抽烟的数量或嚼尼古丁口香糖的数量。对于锻炼，要
   记录锻炼的分钟数。

7. 睡眠小时数：记录你估计的晚上的睡眠小时数（不包
   括白天的小睡），包括断断续续的睡眠（波浪线记录的
   部分）。

8. 躺在床上的小时数：记录你估计的晚上躺在床上，试图
   睡觉的小时数，例如，如果你睡觉前有在床上阅读的习
   惯，希望读着读着就睡了，那么不要算这段时间。

9. 疲劳程度：给从半夜到下午 5 点的疲劳程度打分，0= 不
   疲劳……10= 极其疲劳。

10. 求平均数：在一周结束时，计算并记录平均值，（a）把
    睡眠小时数加和，除以夜晚个数，记录睡眠时间平均
    值；（b）用同样的方式计算并记录躺在床上的时间平均
    值；（c）计算并记录你的睡眠效率（用睡眠时间平均值
    除以躺在床上的时间平均值，再乘以 100%）。

睡眠数据收集表

日期：

小时数：睡眠　躺在床上：

疲劳程度（0-10）

星期___	6p	7p	8p	9p	10p	11p	Mid	1a	2a	3a	4a	5a	6a	7a	8a	9a	10a	11a	Nn	1p	2p	3p	4p	5p
睡眠周期																								
药物																								
C-A-N-E																								

星期___	6p	7p	8p	9p	10p	11p	Mid	1a	2a	3a	4a	5a	6a	7a	8a	9a	10a	11a	Nn	1p	2p	3p	4p	5p
睡眠周期																								
药物																								
C-A-N-E																								

星期___	6p	7p	8p	9p	10p	11p	Mid	1a	2a	3a	4a	5a	6a	7a	8a	9a	10a	11a	Nn	1p	2p	3p	4p	5p
睡眠周期																								
药物																								
C-A-N-E																								

星期___	6p	7p	8p	9p	10p	11p	Mid	1a	2a	3a	4a	5a	6a	7a	8a	9a	10a	11a	Nn	1p	2p	3p	4p	5p
睡眠周期																								
药物																								
C-A-N-E																								

星期___	6p	7p	8p	9p	10p	11p	Mid	1a	2a	3a	4a	5a	6a	7a	8a	9a	10a	11a	Nn	1p	2p	3p	4p	5p
睡眠周期																								
药物																								
C-A-N-E																								

星期___	6p	7p	8p	9p	10p	11p	Mid	1a	2a	3a	4a	5a	6a	7a	8a	9a	10a	11a	Nn	1p	2p	3p	4p	5p
睡眠周期																								
药物																								
C-A-N-E																								

星期___	6p	7p	8p	9p	10p	11p	Mid	1a	2a	3a	4a	5a	6a	7a	8a	9a	10a	11a	Nn	1p	2p	3p	4p	5p
睡眠周期																								
药物																								
C-A-N-E																								

周平均值：

睡眠效率（睡眠时间平均值／躺在床上的时间平均值 ×100）＝____ %

完整的睡眠数据收集表（供参考）

日期：＿＿＿＿

小时数　躺在床上　睡眠

星期四	6p	7p	8p	9p	10p	11p	Mid	1a	2a	3a	4a	5a	6a	7a	8a	9a	10a	11a	Nn	1p	2p	3p	4p	5p

疲劳程度（0-10）

睡眠周期　药物　C-A-N-E

星期五　躺在床上 5.25　睡眠 4.75

星期六　躺在床上 9.25　睡眠 7.25

星期日　躺在床上 8.5　睡眠 6.5

星期一　躺在床上 7　睡眠 6.25

星期二　躺在床上 5　睡眠 4.5

星期三　躺在床上 7.5　睡眠 5.5

星期四　躺在床上 6.75　睡眠 4

平均睡眠效率（睡眠时间平均值/躺在床上的时间平均值×100）= 78.6%

周平均值：

・4

评估失眠的代价

想一想晚上没睡好之后，白天你会有怎样的感觉和行为。再想一想持续的睡眠问题对你的累积影响。现在看一看后面的失眠代价评估表列出的失眠的常见后果。

圈出一周通常有几天你会因为睡眠障碍而出现这些后果。

给每个项目打分，评价它对你的影响程度：

0 = 不是什么事，如果你不问，我都没注意或没想到；

1 = 轻微的影响 / 多少有点令人苦恼；

2 = 中度影响 / 相当令人苦恼；

3 = 严重的影响 / 非常令人苦恼。

例如，如果你一周迟到了三次，这可能根本不是问题，因为你的工作很灵活，你不介意改换工作时间（0）；或者这会引起一些挫败感，但对工作和工作后的计划没什么影响（1）；或者这会使你和老板 / 同事 / 员工 / 来访者的关系出问题，或者使其他活动出问题，因为你不得不弥补时间（2）；或者你因此被解雇了或者丢了生意（3）。

失眠代价评估表

因为失眠，我……	星期几	影响（0~3）
上班、上学迟到，或者做其他事情迟到		
待在家里，不去上班或上学，取消工作安排		

续前表

因为失眠，我……	星期几	影响（0~3）
表现没有达到预期，或者工作效率低		
减少了社交		
减少了锻炼		
因为太累，放弃了晚上的活动		
因为担心会扰乱睡眠而放弃了晚上的活动		
记忆力变差		
变得不专注		
容易对别人发火		
难过，容易哭，比较焦虑		
白天时会担心睡眠		
担心晚上会睡得怎么样		
担心因为失眠会发生糟糕的事情（比如影响健康、业绩、人际关系）		
在不适当的时候睡着了（比如开会时、上课时，或者看电影时）		
太疲劳了，以至于不能安全驾驶		
身体感到不舒服（比如眼睛灼热或头疼）		

我的个性化治疗计划

我的第一步是

_____　咨询医学专业人士

_____　治疗昼夜节律紊乱（附录 1）

_____　治疗失眠（第 6 章到第 14 章）

我的目的地（治疗目标）

认真思考你希望你的冒险之旅把你带到什么地方。一定要具体、现实。

我希望：_____睡得更多（通常每晚上能睡____小时）

更快入睡（关灯后____分钟内）

中间醒得更少（每晚不超过　__次）

不要醒得太早（至少睡到____:____）

减少断断续续的睡眠 / 增加高质量的睡眠

减少躺在床上的时间 / 减少用于睡觉的时间（上床睡觉和最后醒来之间的时间不超过__小时）

减少对睡眠的焦虑

减少失眠对白天的影响

我的失眠治疗路线图

我打算从行为策略开始：

_____　刺激控制疗法（第 6 章）

_____　睡眠限制疗法（第 7 章）

_____ 刺激控制和睡眠限制相结合（第 8 章）

我还会改善我的睡眠卫生：

_____ 是的，我会阅读第 9 章，思考是否值得做出一些改变。

_____ 不，我有良好的睡眠卫生，不想在这花费精力。

这些是我计划学习和实践的认知策略（注意：如果你计划使用的策略超过两个，用星号 * 标记出你一开始会运用的一或两个策略）

_____ 提升意愿 / 减少挣扎（第 4 章）

_____ 认知重构（第 10 章）

_____ 指定的担忧时间（第 11 章）

_____ 认知解离（第 12 章）

_____ 正念（第 12 章）

以下是我对目前使用的睡眠辅助措施（必要药物或草药）的计划表。

睡眠辅助措施计划表

辅助措施	继续使用	停止使用			咨询医生
		之前	期间	之后	

睡眠数据总结表（简化版）

治疗	周	开始日期	平均值		
			睡眠小时数	躺在床上的小时数	睡眠效率
	1				
	2				
	3				
	4				
	5				
	6				
	7				
	8				
	9				
	10				
	11				
	12				
	13				

续前表

治疗	周	开始日期	平均值		
			睡眠小时数	躺在床上的小时数	睡眠效率
治疗前	1				
治疗前	2				
放下绳子，向里靠	3				
刺激控制疗法六个小时睡前惯例	4				
刺激控制疗法（6.25）增加指定的担忧时间	5				
刺激控制疗法（6.5）增加正念练习	6				
刺激控制疗法（6.5~6.75）增加认知解离	7				
刺激控制疗法（6.75~7）	8				
刺激控制疗法（7~7.25）取消指定的担忧时间	9				

睡眠数据总结表（扩展版）

治疗	周	开始日期	睡眠小时数	躺在床上的小时数	睡眠效率	入睡潜伏期	入睡后清醒的时间	醒来次数	疲劳程度
							平均值		
治疗前									
治疗前									
治疗前									

续前表

治疗	周	开始日期	睡眠小时数	躺在床上的小时数	睡眠效率	平均值			疲劳程度
						入睡潜伏期	入睡后清醒的时间	醒来次数	
放下绳子，向里靠									
刺激控制疗法 六个小时睡前惯例									
刺激控制疗法（6.25）增加指定的担忧时间									
刺激控制疗法（6.5）增加正念练习									
刺激控制疗法（6.5~6.75）增加认知解离									
刺激控制疗法（6.75~7）									
刺激控制疗法（7~7.25）取消指定的担忧时间									

我的刺激控制治疗计划

刺激控制：基本做法

1. 床和卧室只用来睡觉和做爱。

2. 只在困的时候上床睡觉。

3. 半夜醒来只要超过 20 分钟，就离开卧室，做些枯燥或让人放松的事情。

4. 当你困了再返回床上（不要在其他房间里睡觉）。

5. 需要时重复第 3 点和第 4 点。

6. 在固定时间起床——无论睡得如何，每天都在相同的时间起床。

7. 白天不要小睡。

在家的时候我会去：＿＿＿＿＿＿＿＿＿＿＿＿＿＿＿＿＿＿

＿＿＿＿＿＿＿＿＿＿＿＿＿＿＿＿＿＿＿＿＿＿＿＿＿＿＿＿＿＿

我将从事的活动（要具体）：＿＿＿＿＿＿＿＿＿＿＿＿＿＿

＿＿＿＿＿＿＿＿＿＿＿＿＿＿＿＿＿＿＿＿＿＿＿＿＿＿＿＿＿＿

提前做准备（例如给台灯装上低瓦数的灯泡，挑选书）：＿＿

＿＿＿＿＿＿＿＿＿＿＿＿＿＿＿＿＿＿＿＿＿＿＿＿＿＿＿＿＿＿

我设定的上床睡觉时间:＿＿＿＿＿我固定的起床时间:＿＿＿＿

＿＿＿＿＿＿＿＿＿＿＿＿＿＿＿＿＿＿＿＿＿＿＿＿＿＿＿＿＿

＿＿＿＿＿＿＿＿＿＿＿＿＿＿＿＿＿＿＿＿＿＿＿＿＿＿＿＿＿

避免打盹或小睡的策略:＿＿＿＿＿＿＿＿＿＿＿＿＿＿＿＿＿＿

＿＿＿＿＿＿＿＿＿＿＿＿＿＿＿＿＿＿＿＿＿＿＿＿＿＿＿＿＿

我必须放弃什么(例如"伴着电视的声音入睡""在卧室里
享受独处""在周末睡懒觉"):＿＿＿＿＿＿＿＿＿＿＿＿＿＿＿

＿＿＿＿＿＿＿＿＿＿＿＿＿＿＿＿＿＿＿＿＿＿＿＿＿＿＿＿＿

＿＿＿＿＿＿＿＿＿＿＿＿＿＿＿＿＿＿＿＿＿＿＿＿＿＿＿＿＿

会让感到不舒服的是(例如"一开始我会感到更疲劳""下
午不小睡或周末不睡懒觉,我会非常困""因为干扰床伴而感到
内疚"):＿＿＿＿＿＿＿＿＿＿＿＿＿＿＿＿＿＿＿＿＿＿＿＿

＿＿＿＿＿＿＿＿＿＿＿＿＿＿＿＿＿＿＿＿＿＿＿＿＿＿＿＿＿

＿＿＿＿＿＿＿＿＿＿＿＿＿＿＿＿＿＿＿＿＿＿＿＿＿＿＿＿＿

我为什么愿意放弃这些事情(暂时的),承受这些不适(暂
时的):＿＿＿＿＿＿＿＿＿＿＿＿＿＿＿＿＿＿＿＿＿＿＿＿＿

＿＿＿＿＿＿＿＿＿＿＿＿＿＿＿＿＿＿＿＿＿＿＿＿＿＿＿＿＿

＿＿＿＿＿＿＿＿＿＿＿＿＿＿＿＿＿＿＿＿＿＿＿＿＿＿＿＿＿

＿＿＿＿＿＿＿＿＿＿＿＿＿＿＿＿＿＿＿＿＿＿＿＿＿＿＿＿＿

＿＿＿＿＿＿＿＿＿＿＿＿＿＿＿＿＿＿＿＿＿＿＿＿＿＿＿＿＿

＿＿＿＿＿＿＿＿＿＿＿＿＿＿＿＿＿＿＿＿＿＿＿＿＿＿＿＿＿

我的睡眠限制治疗计划

睡眠限制疗法：基本做法

1. 用睡眠数据收集表上 10 到 14 天的睡眠数据计算你的平均总睡眠时间（TST）、躺在床上的平均时间（TIB）和睡眠效率（SE）。如果睡眠效率低于 90%（老年人低于 85%），那么请继续。

2. 限制躺在床上的时间，让它与平均总睡眠时间一致，但不要少于五个小时。为此，你需要设定固定的上床睡觉时间和起床时间。

3. 白天不要小睡。

4. 发生以下情况时，调整你躺在床上的时间：

   - 如果超过一周你的平均睡眠效率为 90% 以上（老年人为 85% 以上），那么躺在床上的时间可以增加 15 分钟。

   - 如果一周的平均睡眠效率低于 85%（老年人低于 80%），把你躺在床上的时间减少为目前平均的总睡眠时间，但不少于五个小时。

   - 如果你的睡眠效率为 85%~89%（老年人为 80%~ 84%），不用做改变。

5. 重复第四点，直到你达到了目标的睡眠时间。

6. 每天晚上继续记录睡眠数据。

我的惯例：治疗前我的平均总睡眠时间 =＿＿＿＿＿＿小时。

我的睡眠限制治疗计划表

开始日期	躺在床上的时间	上床睡觉的时间	起床的时间	开始日期	躺在床上的时间	上床睡觉的时间	起床的时间
1.				5.			
2.				6.			
3.				7.			
4.				8.			

在规定的上床时间之前，保持清醒的方法：

_____

_____

在规定的起床时间让自己起床的方法：

_____

_____

下床后我可以在这段额外的时间里从事的活动：

_____

_____

我不得不放弃什么（例如，"在周末睡懒觉""在该起床的时候睡个小回笼觉"）：

_____

_____

我会感受到哪些不适（例如，"一开始我会觉得更累""晚上独自熬夜或清晨独自起床带来的孤独感"）：

_____

_____

我为什么愿意放弃这些事情（暂时的），承受这些不适（暂时的）：

_____

_____

_____

_____

_____

_____

_____

_____

_____

_____

_____

我的两者相结合的疗法的治疗计划

两者相结合的疗法的基本做法

1. 床和卧室只用来睡觉和做爱。

2. 用睡眠数据收集表上 10 到 14 天的睡眠数据，来计算你的平均总睡眠时间（TST）、平均躺在床上的时间（TIB）和睡眠效率（SE）。

3. 限制躺在床上的时间，让它与平均总睡眠时间一致，但不要少于五个小时。为此，你需要设定固定的上床睡觉时间和起床时间。

4. 半夜醒来只要超过 20 分钟，就离开卧室，做些枯燥的或让人放松的事情。

5. 当你困了再返回床上（不要在其他房间里睡觉）。

6. 需要时重复第 4 点和第 5 点。

7. 在你设定的时间起床，无论你睡了几个小时或在床上躺了多久。

8. 白天不要小睡。

9. 继续记录每晚的睡眠数据。

10. 发生以下情况时，调整你躺在床上的时间：

   - 如果超过一周平均睡眠占你的睡眠窗口的 90% 以上（老年人为 85% 以上），那么躺在床上的时间可以增加 15 分钟。

- 如果一周的平均睡眠效率低于 85%（老年人低于 80%），把你躺在床上的时间减少为目前平均的总睡眠时间，但不少于五个小时。
- 如果你的睡眠效率为 85%~89%（老年人为 80%~84%），不用做改变。

11. 重复第 10 点，直到你达到了目标的睡眠时间。

我的惯例：治疗前我的平均总睡眠时间 =_____小时。

我的两者相结合的治疗计划表

开始日期	躺在床上的时间	上床睡觉的时间	起床的时间	开始日期	躺在床上的时间	上床睡觉的时间	起床的时间
1.				5.			
2.				6.			
3.				7.			
4.				8.			

在规定的上床时间之前，保持清醒的方法：

_____

在规定的起床时间让自己起床的方法：

_____

下床后我可以在这段额外的时间里从事的活动：

_____

_____

如果在睡眠窗口期间，我因为睡不着而起床……

我会去：_____

_____

我会从事这些活动（要具体）：_____

_____

提前需要做的准备（例如，设好几个闹钟，给灯装上低瓦数的灯泡）：_____

_____

避免小睡或打瞌睡的方法：_____

_____

我不得不放弃什么（例如，"在周末睡懒觉""在该起床的时候睡个小回笼觉""边看电视边睡觉"）：_____

_____

我会感受到哪些不适（例如，"一开始我会觉得更累""晚上独自熬夜或清晨独自起床带来的孤独感""打扰床伴带来的内疚感"）：_____

_____

我为什么愿意放弃这些事情（暂时的），承受这些不适（暂时的）：_____

_____

我的睡眠卫生计划

用你在第 5 章中对问题的回答和本章中对睡眠卫生指导方针的解释，完成下面相关的表格。

步骤 1：给以下几个方面打分（0~10）：你认为它有多重要，你有多愿意遵守指导方针，你有多大信心能继续遵守你正在遵守的指导方针。然后对你没有严格遵守的指导方针也进行同样的打分：

0		5		10
根本没有	一点	有些	相当	极其或完全

我已经严格遵守的睡眠卫生指导方针：

我的睡眠卫生指导方针表

指导方针	我对继续遵守这些指导方针怎么看		
	重要性	意愿程度	信心
例子 固定的起床时间	8	10	10

我没有严格遵守的睡眠指导方针：

我的睡眠卫生指导方针表

	我对继续遵守这些指导方针怎么看		
指导方针	重要性	意愿程度	信心
例子 固定的起床时间	9	6	4

步骤 2：针对被你评为重要的指导方针制订计划，其中包括两种情况：（1）目前没有遵守，（2）没有信心能继续遵守。如果你需要更多填写的空间，可以参考以下的范例。

睡眠卫生指导方针表（范例）

指导方针	放松程序
我的目标	把灯光调暗，在后门廊听音乐。一开始听 15 分钟，三四天后增加到 30 分钟
为什么重要	能够让头脑平静下来，令我放松，帮助我的生物钟从清醒过渡到睡眠

续前表

指导方针	放松程序
意愿	我必须放弃什么？做事情的时间、随性的自由 我必然会经历什么？（有那么多事情要做。我怎么能去放松？） 尽管如此，我为什么还愿意遵守？失眠让我付出了很多代价，比如没有效率。如果我花 15 到 30 分钟放松，我可以完成更多的事情，而不是更少。我不认为放松 15 到 30 分钟对我有什么坏处，所以我不理会自己的内疚。我可以把它作为一个实验。如果我付出的代价太大，我还可以恢复旧习惯
障碍与解决方法	障碍：会忘了看时间，突然就到了上床睡觉的时候。解决方法：设闹钟，时间定在上床睡觉前 40 分钟 障碍：我会对自己说"只再做这一件事"。解决方法：提醒自己为什么我愿意改变原来的行为；提醒自己我已经知道不放松会怎样，而且想尝试不同的做法，我可以把"这件事"留到明天
如何追踪	记录在睡眠日志的 C-A-N-E 中

指导方针	
我的目标	
为什么重要	
意愿	我必须放弃什么 我必然会经历什么 尽管如此，我为什么还愿意遵守
障碍与解决方法	
如何追踪	

指导方针	
我的目标	
为什么重要	
意愿	我必须放弃什么 我必然会经历什么 尽管如此，我为什么还愿意遵守
障碍与解决方法	
如何追踪	

指导方针	
我的目标	
为什么重要	
意愿	我必须放弃什么 我必然会经历什么 尽管如此，我为什么还愿意遵守
障碍与解决方法	
如何追踪	

指导方针	
我的目标	
为什么重要	
意愿	我必须放弃什么 我必然会经历什么 尽管如此，我为什么还愿意遵守
障碍与解决方法	
如何追踪	

认知重构中的思想记录表

日期＿＿＿＿＿＿＿＿＿＿

第 1 步：识别			第 2 步：质疑		第 3 步：接下来做什么
什么情况	你的想法是什么 要具体，要分别识别出你的每个想法	你的感受如何	能发现扭曲之处吗 如果能，又是怎样的扭曲？ 更准确的想法是什么	这个想法是无益的吗 如果是，有益的想法是什么	你现在的感受如何 质疑你的想法如何影响了你的选择

我指定的担忧时间

指定的担忧时间：基本做法

1. 每天安排 10 到 30 分钟的担忧时间：

   - 设置计时器；

   - 只担忧，不要解决问题或宽慰自己；

   - 在转向下一个担忧前，把这个"彻底担忧完"；

   - 在整个担忧期里不停地担忧；

   - 在担忧时间结束后，立即转移注意力；

   - 可以把这种方法用于除了思维反刍之外的任何妨碍
     睡眠的思维过程（例如计划、回忆、解决问题）。

2. 在其他时候，把担忧延迟到下一个指定的担忧时间：

   - 注意（哦，有担忧）；

   - 批准（我当然可以担忧这件事）；

   - 推迟（我已经留出了担忧的时间，我会在傍晚 5:15 担
     忧它。或者今天我已经担忧过了，明天还有机会）；

   - 把注意力转向其他事情。

当我醒着躺在床上时，最能描述我的思维的词是：

_____担忧（对未来的忧虑困扰着我）；

_____回忆（充满感情地想着过去）；

_____解决问题（定义问题，形成或思考潜在的解决

方法）；

_____计划（产生"待办事宜"清单，排练演讲，思考旅行需要带的东西）；

_____幻想（想象令人向往的未来情景）；

_____思绪狂乱（想法很多，脑子快速运转）；

_____思维反刍（反复回顾过去）；

其他：_____。

指定进行这类思考的时间（例如，"上午 11 点""午饭前""晚饭后""孩子们回家之前""可变——每周日晚上把它安排进下周的日程"）：_____

_____

我允许大脑像这样思考多长时间（例如，"10 分钟"）：_____

_____

用什么方法记住我指定的时间（例如"设闹钟""在午餐袋上贴提醒"）：_____

_____

在指定的时间结束时，用什么方法停止这些想法（例如"设置定时器""正念呼吸""和其他人一起吃午餐""清楚自己接下来要干什么"）：_____

_____

如果发现自己在指定的时间之外有这样的想法，我会对自己说什么：_____

_____

_____

我是否愿意至少在一两周里尝试这个策略？_____

我的正念和认知解离练习计划

我感兴趣试一试的练习包括：

_____使用五感的正念；

_____使用日常任务的正念；

_____使用音乐的正念；

_____使用呼吸的正念；

_____说出来，驯服它的解离练习；

_____看着我的想法在电视播报中闪过（或者类似的想象），练习认知解离；

_____用唱出来，用滑稽的声音说出来或用不同的字体打出来的方法，和我的想法解离；

_____通过感谢我的头脑来和我的想法解离；

_____引导练习（本书配套的音频文件，或其他来源的音频文件）；

_____其他：_____。

我的目标是一周练习_____次，每次至少_____分钟。

提前要做的准备（例如，下载有引导的练习，研究当地的正念团体）：_____

_____

_____

提醒我做练习的方法（例如，在日历上安排时间、在手机

上设置提醒）：_____

_____

_____

我的练习记录表

日期	练习	持续时间	记录

请扫描二维码收听意愿练习的音频

微信公众号"阅想时代"输入关键词"意愿"

请扫描二维码收听正念练习和认知解离练习的音频

微信公众号"阅想时代"输入关键词"正念"

我的睡眠健康计划

* **继续坚持的健康习惯。**这些是我想坚持做的事情，它们
  有利于良好的睡眠，有利于我和睡眠的积极关系（例如
  坚持固定时间起床，练习正念）：＿＿＿＿＿＿＿＿＿
  ＿＿＿＿＿＿＿＿＿＿＿＿＿＿＿＿＿＿＿＿＿＿＿＿＿
  ＿＿＿＿＿＿＿＿＿＿＿＿＿＿＿＿＿＿＿＿＿＿＿＿＿

* **需要警惕的时刻。**未来可能破坏睡眠的事情（例如，工
  作压力、人际关系压力、旅行、疾病）：＿＿＿＿＿＿＿
  ＿＿＿＿＿＿＿＿＿＿＿＿＿＿＿＿＿＿＿＿＿＿＿＿＿
  ＿＿＿＿＿＿＿＿＿＿＿＿＿＿＿＿＿＿＿＿＿＿＿＿＿

* **预防步骤。**如果出现了可能破坏睡眠的事情，我可以做
  这些事避免自己的睡眠受损害（例如，睡眠时间更规律，
  减少咖啡因的摄取，优化睡前放松程序）：＿＿＿＿＿＿
  ＿＿＿＿＿＿＿＿＿＿＿＿＿＿＿＿＿＿＿＿＿＿＿＿＿
  ＿＿＿＿＿＿＿＿＿＿＿＿＿＿＿＿＿＿＿＿＿＿＿＿＿

  如果出现了过失（睡眠暂时受到扰乱）……
  ＿＿＿＿＿＿＿＿＿＿＿＿＿＿＿＿＿＿＿＿＿＿＿＿＿
  ＿＿＿＿＿＿＿＿＿＿＿＿＿＿＿＿＿＿＿＿＿＿＿＿＿
  ＿＿＿＿＿＿＿＿＿＿＿＿＿＿＿＿＿＿＿＿＿＿＿＿＿
  ＿＿＿＿＿＿＿＿＿＿＿＿＿＿＿＿＿＿＿＿＿＿＿＿＿

我的睡眠健康计划表

我想做这些补偿性的行为	我应该选择这些更有效的行为

　　如果我故态复萌（长期睡眠失调），我会采取这些行动步骤（例如刺激控制，减少抗争 / 增加接纳，设置指定的担忧时间，制订新的治疗计划）：

1.＿＿＿＿＿＿＿＿＿＿＿＿＿＿＿＿＿＿＿＿＿＿＿＿＿

＿＿＿＿＿＿＿＿＿＿＿＿＿＿＿＿＿＿＿＿＿＿＿＿＿

2.＿＿＿＿＿＿＿＿＿＿＿＿＿＿＿＿＿＿＿＿＿＿＿＿＿

＿＿＿＿＿＿＿＿＿＿＿＿＿＿＿＿＿＿＿＿＿＿＿＿＿

3.＿＿＿＿＿＿＿＿＿＿＿＿＿＿＿＿＿＿＿＿＿＿＿＿＿

＿＿＿＿＿＿＿＿＿＿＿＿＿＿＿＿＿＿＿＿＿＿＿＿＿

4.＿＿＿＿＿＿＿＿＿＿＿＿＿＿＿＿＿＿＿＿＿＿＿＿＿

＿＿＿＿＿＿＿＿＿＿＿＿＿＿＿＿＿＿＿＿＿＿＿＿＿